Detlef Hofmann, Dr. Marina Spies, Johannes Verhuven

Medizinische Fachangestellte Praxisorganisation und -verwaltung

Lernsituationen

4. Auflage

Bestellnummer 93005

Bildungsverlag EINS

service@bv-1.de
www.bildungsverlag1.de

Bildungsverlag EINS GmbH
Ettore-Bugatti-Straße 6-14, 51149 Köln

Bestellnummer 93005

Vorwort

Seit der Neuordnung des Ausbildungsberufes zur Medizinischen Fachangestellten ist der Lehrplan nach Lernfeldern strukturiert. Diese orientieren sich vorrangig an beruflichen Arbeits- und Lernprozessen in der Arztpraxis. Mit diesem Konzept ist die Handlungsorientierung zwingend verbunden. Die daraus folgende Schülerorientierung soll die Lernmotivation und die Eigenständigkeit der Auszubildenden erheblich steigern. Ausgehend von Lernsituationen erarbeiten Auszubildende mithilfe entsprechender Materialien und Quellenhinweise eigenständig Lösungen und präsentieren diese. Durch die Anlehnung an die betriebliche Praxis soll dabei auch eine sinnvolle Strukturierung gelingen.

Unabhängig davon erwarten die Auszubildenden und die ausbildenden Ärztinnen und Ärzte von der Berufsschule, dass Zeugnisnoten erteilt werden und dass ein erheblicher Beitrag zum Bestehen der Abschlussprüfung geleistet wird. Für die hierbei zugrunde liegenden Leistungen kommt man aber nicht ohne Übungen aus. Es gehört nun mal zu den Eigenarten des Lernens, dass vor dem Erreichen von Leistungen ein erheblicher Trainingsaufwand zu leisten ist. Dies wird im privaten Bereich, z. B. beim Sport oder in der Musik als selbstverständlich angesehen, nur in der Schule fällt das Üben oft schwer.

Wir hoffen, mit diesem Arbeitsheft einen Beitrag zum leichteren Erlernen und Festigen von Kompetenzen zu leisten. Insbesondere wurde bezüglich der zurzeit hoch angesehenen Möglichkeiten der Methodenvielfalt der Versuch unternommen, diese situationsbezogen umzusetzen.

Wir wünschen viel Erfolg bei der Arbeit mit diesem Übungsbuch und sind jederzeit für Anregungen dankbar.

Johannes Verhuven
Dr. Marina Spies

Inhaltsverzeichnis

Lernfeld 1: Sich in Beruf und Gesundheitswesen orientieren

1 Duale Ausbildung

1 Wie Sie dem Gespräch zwischen Sarah und Michaela entnehmen konnten, gibt es verschiedene Möglichkeiten der Berufsausbildung (siehe Lehrbuch 93004, Praxisorganisation und -verwaltung, S. 7-8).
Bei der Ausbildung zur Medizinischen Fachangestellten handelt es sich um eine duale Ausbildung, d. h., die Ausbildung erfolgt an zwei Lernorten.
Fassen Sie die wesentlichen Merkmale einer dualen Berufsausbildung zusammen. Ordnen Sie hierzu die entsprechenden Texte unter den Kästchen der Berufsschule bzw. dem Ausbildungsbetrieb zu.

Duale Berufsausbildung

Berufsschule	Ausbildungsbetrieb
Sie vermittelt: •	Er vermittelt: • ....
Basis ist: •	
Rechtsgrundlage ist: •	Rechtsgrundlage ist: • ....

• Berufsbildungsgesetz (BBiG), das u. a. die Rechte und Pflichten der Ausbildungsbetriebe und der Auszubildenden regelt • praktische Grundlagen, wie z. B. das Assistieren, organisatorische und kaufmännisch verwaltende Tätigkeiten, Umgang mit Patienten u. a. • allgemeinbildende und berufstheoretische Grundlagen der Ausbildung • Schulgesetz • Lehrplan für Medizinische Fachangestellte

2 Der Ausbildungsrahmenplan regelt, was Medizinische Fachangestellte in der Praxis zu lernen haben.

a) Welche zwei Schwerpunkte werden bei der Ausbildung in der Praxis unterschieden?

....

b) Ordnen Sie diesen Bereichen jeweils die Tätigkeiten zu, die Sie im Rahmen der Ausbildung zu übernehmen und zu erlernen haben (siehe Lehrbuch 93004, Praxisorganisation und -verwaltung).

....

....

....

....

....

....

3 Aus „§ 6 BBiG – Berufsausbildung" ergeben sich für Ausbildende folgende Pflichten: Ergänzen Sie den folgenden Lückentext mit den darunter aufgeführten Textteilen.

Der Ausbildende hat

1. dafür zu sorgen, dass dem Auszubildenden die • .... vermittelt wird, die zum Erreichen des Ausbildungszieles erforderlich ist, und die Berufsausbildung in einer durch ihren Zweck gebotenen Form • .... so durchzuführen, dass das Ausbildungsziel in der • .... werden kann,
2. • .... oder einen Ausbilder ausdrücklich damit zu beauftragen,
3. dem Auszubildenden kostenlos die • ...., insbesondere Werkzeuge und Werkstoffe zur Verfügung zu stellen, die zur Berufsausbildung und zum Ablegen der Zwischen- und Abschlussprüfung, auch soweit solche nach Beendigung des Berufsausbildungsverhältnisses stattfinden, erforderlich sind;
4. den Auszubildenden zum • .... sowie zum • .... anzuhalten, soweit solche im Rahmen der Berufsausbildung verlangt werden, und diese durchzusehen,
5. dafür zu sorgen, dass Auszubildende • .... sowie sittlich und körperlich nicht gefährdet werden.

Auszubildenden dürfen nur Aufgaben übertragen werden, die dem • .... dienen und ihren körperlichen Kräften angemessen sind.

• Besuch der Berufsschule • selbst auszubilden • Führen von schriftlichen Ausbildungsnachweisen • planmäßig, zeitlich und sachlich gegliedert • Ausbildungsmittel • vorgesehenen Ausbildungszeit • charakterlich gefördert • Ausbildungszweck • berufliche Handlungsfähigkeit

4 Sarahs Freundin Michaela geht weiter zur Schule, um ihre Fachhochschulreife zu erlangen. Michaela war zwar schon oft beim Arzt, dennoch fragt sie Sarah, welche Aufgaben eine Medizinische Fachangestellte zu erledigen hat, die von einem Patienten nicht unbedingt bei seinem Arztbesuch wahrgenommen werden.
Gehen Sie zur Beantwortung dieser Frage gedanklich Ihren Tagesablauf oder den Ihrer bereits ausgebildeten Kolleginnen durch und fassen Sie die jeweils anfallenden Arbeiten zusammen. Folgen Sie dabei der Aufteilung der Praxis in verschiedene Räume/Arbeitsbereiche.

Empfang:

Wartezimmer:

Behandlungszimmer:

EKG:

Labor:

Therapieräume:

Instrumentenaufbereitung:

2 Berufe und Zweige des Gesundheitswesens

1 Anne, Sarahs Freundin aus den USA, findet sich im deutschen Gesundheitswesen überhaupt nicht zurecht, da sie ein anderes System kennt. Typisch für das deutsche Gesundheitssystem sind drei Bereiche.

a) Tragen Sie diese drei Bereiche des Gesundheitswesens in die Kopfzeile der nachfolgenden Tabelle ein.

b) Ordnen Sie in die darunter liegenden Kästchen der Tabelle folgende Aussagen den einzelnen Bereichen zu:

- Sie leisten die stationäre Behandlung bei Erkrankungen.
- Sie versorgen die Patienten vor Ort bei Erkrankungen bzw. Erkrankungen der Zähne, beraten und führen Vorsorgeuntersuchungen durch.
- Einrichtungen auf kommunaler Ebene, mit denen Bürger und Arztpraxen in Gesundheitsfragen Kontakt haben.

c) Tragen Sie darunter in die beiden ersten Kästchen wichtige Aufgaben ein, die in diesen Bereichen des Gesundheitswesens geleistet werden. In das dritte Kästchen tragen Sie die Ihnen bekannten Arten von Kliniken ein.

Die drei Bereiche des Gesundheitswesens

Bereich 1	Bereich 2	Bereich 3
a) ……………… ………………	a) ……………… ………………	a) ……………… ………………
u. a. – Bundesministerium für Gesundheit – Landesgesundheitsbehörden b) ……………… ……………… ……………… ………………	b) ……………… ……………… ……………… ………………	b) ……………… ……………… ……………… ………………

↓ ↓ ↓

Aufgaben:	**Aufgaben:**	**Klinikarten**
c) – ……………… ……………… ……………… – ……………… ……………… – ……………… ……………… – ……………… ……………… – ……………… ……………… ………………	c) – ……………… ……………… – ……………… ……………… – ……………… ……………… – ……………… ……………… ……………… ……………… ……………… ………………	c) ……………… ……………… ……………… ……………… ……………… ……………… ……………… ……………… ……………… ……………… ……………… ………………

2 In welchem Zusammenhang hatten Sie schon einmal Kontakt mit dem Gesundheitsamt? Welche Leistungen des Gesundheitsamts haben Sie in Anspruch genommen?

- ....
- ....
- ....

3 In welchem Zusammenhang haben Sie als Medizinische Fachangestellte eventuell zukünftig Kontakt mit dem Gesundheitsamt?

- ....
- ....
- ....

4 Überprüfen Sie die folgenden Aussagen zum Hausarztmodell. Kreuzen Sie die zutreffenden Aussagen an.

- ☐ Hausarzt ist üblicherweise ein niedergelassener Allgemeinmediziner, Internist bzw. Kinderarzt.
- ☐ Alle niedergelassenen Ärzte, die Vorsorgeuntersuchungen durchführen, können am Hausarztmodell teilnehmen.
- ☐ Die privaten und gesetzlichen Krankenkassen müssen ihren Versicherten einen „Hausarztvertrag" anbieten.
- ☐ Nur dem Hausarzt ist es im Rahmen des Hausarztmodells erlaubt, die Einweisung eines Patienten in ein Krankenhaus zu veranlassen.
- ☐ Der Hausarzt hat einen umfassenden Überblick über die Krankengeschichte des Patienten sowie die vorgenommenen Behandlungen. Mehrfachuntersuchungen und -behandlungen werden so vermieden.
- ☐ Von daher ist jeder Facharzt, der einen Patienten untersucht, der am Hausarztmodell teilnimmt, zu einem Bericht an den Hausarzt gesetzlich verpflichtet.

5 Bei der vertragsärztlichen Versorgung sind unterschiedliche Betriebsformen möglich. Setzen Sie in der folgenden Tabelle unter der jeweiligen Betriebsform ein Kreuz, wenn die links stehenden Aussagen zutreffen.

	Einzelpraxis	**Berufsausübungsgemeinschaft**	**Praxisgemeinschaft**	**Medizinisches Versorgungszentrum**
Mehrere Vertragsärzte schließen sich organisatorisch zusammen. Sie treten gegenüber dem Patienten als eine Einheit auf. Die erbrachten Leistungen werden gemeinsam mit der KV abgerechnet.				
In fachübergreifend ärztlich geleiteten Einrichtungen sind Vertragsärzte und angestellte Ärzte allein oder zusammen mit nichtärztlichen Leistungserbringern (z. B. Pflegedienste) tätig.				

	Einzelpraxis	Berufsausübungsgemeinschaft	Praxisgemeinschaft	Medizinisches Versorgungszentrum
Ein niedergelassener Arzt ist als Praxisinhaber allein für die Versorgung der gesetzlich Versicherten verantwortlich. Zusätzlich können in begrenztem Umfang Ärzte eingestellt werden.				
Mehrere Vertragsärzte streben durch Kooperation Kostenersparnisse an. Sie rechnen einzeln mit der KV die erbrachten Leistungen ab.				

6 Um als niedergelassener Arzt tätig zu sein, muss man eine Vielzahl von Voraussetzungen erfüllen. Erläutern Sie in diesem Zusammenhang die folgenden drei Begriffe.

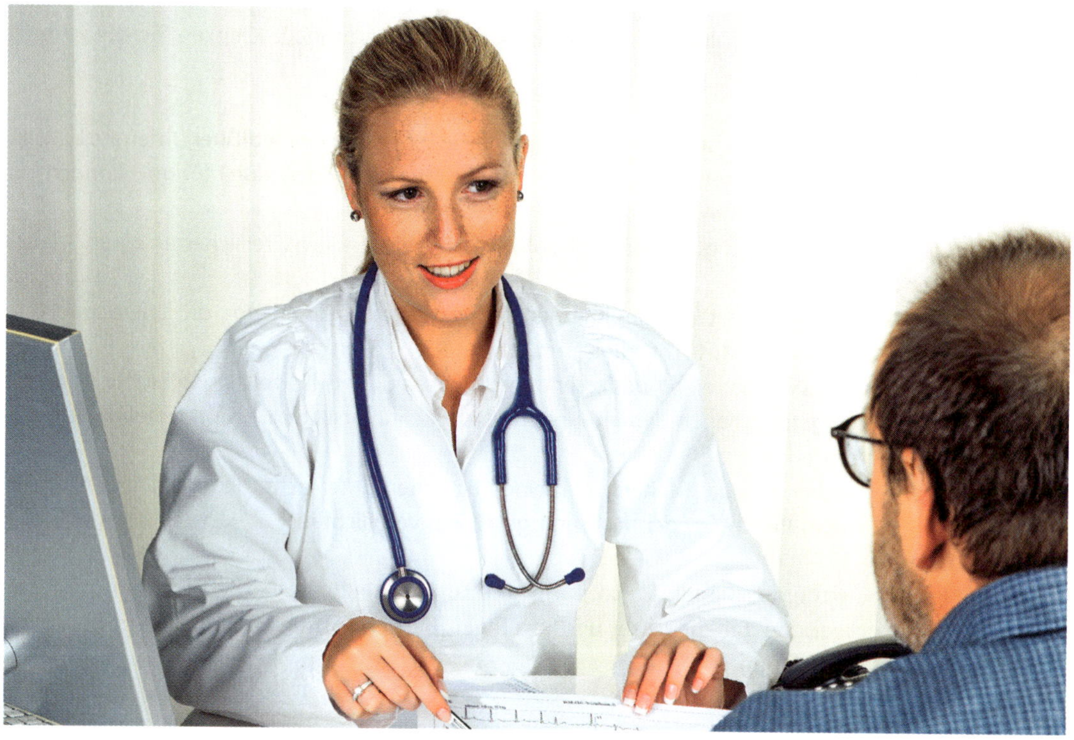

Approbation: ....

....

Promotion: ....

....

Präsenzpflicht: ....

....

• Der Arzt muss im erforderlichen Maß zur Verfügung stehen • Verleihung der Doktorwürde • staatliche Zulassung als Arzt/Ärztin •

7 Jede ärztliche Praxis verfügt am Eingang über ein Praxisschild. Betrachten Sie das Praxisschild Ihrer Ausbildungspraxis und fügen Sie es in das folgende Feld ein.

Praxisschild meiner Ausbildungspraxis:

8 Welche Informationen können Sie dem Praxisschild entnehmen?

9 Bei niedergelassenen Ärzten ist neben der Berufsausbildung zur Medizinischen Fachangestellten in Zusammenarbeit mit den Ärztekammern und anderen Fortbildungseinrichtungen eine Vielzahl von beruflichen Weiterbildungen möglich. Informationen finden Sie im Internet u. a. unter folgenden Adressen:

http://www.aekwl.de (Ärztekammer Westfalen-Lippe – alle anderen Ärztekammern bieten ebenfalls entsprechende Informationen)
http://www.bundesaerztekammer.de
http://www.berufenet.arbeitsagentur.de
http://www.praxisfit.de
http://www.bibb.de

a) Suchen Sie weitere hilfreiche Internetadressen und tragen Sie diese hier ein:

b) Öffnen Sie die Seite „Medizinische/r Fachangestellte/r" auf der Seite „berufenet" der Bundesagentur für Arbeit. Suchen Sie die Informationen zu den folgenden Überschriften in der Tabelle und tragen Sie diese in die Tabelle ein. In der Spalte wesentliche Aufgaben sind die Aufgaben und Tätigkeiten aus der Kurzformdarstellung zu übertragen.

Art und Dauer der Ausbildung	Wesentliche Aufgaben	Prüfungen
....	....	....
....	....	....
....	....	....
....	....	....
....	....	....
....	....	....
....	....	....
....	....	....

c) Zurzeit sind Sie in der Ausbildung in einer hausärztlichen oder fachärztlichen Praxis. Schauen Sie sich die Liste der möglichen Spezialisierungsqualifikationen für Medizinische Fachangestellte an. Tragen Sie aus heutiger Sicht eine Qualifikation ein, für die Sie sich entscheiden würden. Begründen Sie Ihre Entscheidung.

....

....

d) Eine interessante Fortbildung ist die „Fachwirtin für ambulante medizinische Versorgung". Übertragen Sie die Informationen zu dieser Fortbildung in die folgende Tabelle.

Zuständig für die Fortbildung ist:	Der Pflichtteil umfasst folgende Module:	Aufgaben:
....	....	....
....	....	....
....	....	....
....	....	....
....	....	....
....	....	....
....	....	....
....	....	....
....	....	....
....	....	....
....	....	....
....	....	....
....	....	....

10 Ordnen Sie die folgenden Gesundheitsfachberufe den entsprechenden Berufsfeldern zu.

- MTLA
- Gesundheits- und Krankenpflegerin
- Gesundheits- u. Kinderkrankenpflegerin
- Physiotherapeut
- Masseur und medizinischer Bademeister
- Podologin
- Logopädin
- MTRA
- Altenpflegerin
- Ergotherapeut
- Diätassistentin
- Hebamme
- Orthoptistin

Pflege und Geburtshilfe	....
Physikalische Therapie	....
Sprache	....
Sehen	....
Ernährung	....
Medizinisch-Technische Assistenzberufe	....

3 Ärztliche Organisationen

1 Welches sind **nicht** Aufgaben der Ärztekammer?
Kreuzen Sie die entsprechenden Aussagen an.

- ☐ Sicherstellung der ambulanten kassenärztlichen Versorgung
- ☐ Zuständigkeit für die Ausbildung der medizinischen Fachangestellten
- ☐ Organisation der ärztlichen Fortbildung
- ☐ Organisation der Abrechnung zwischen den niedergelassenen Kassenärzten und den Krankenkassen
- ☐ Wahrnehmung der beruflichen Belange der Ärzteschaft und Vertretung der ärztlichen Interessen
- ☐ Eine unabhängige Gutachterkommission prüft Behandlungsfehlervorwürfe von Patienten.
- ☐ Schlichtung bei Streitigkeiten zwischen Ärzten
- ☐ Prüfung der Abrechnung und der wirtschaftlichen Verordnungsweise
- ☐ Gestaltung und Regelung der ärztlichen Weiterbildung

2 Auf welche ärztliche Organisation treffen die angekreuzten Aussagen zu?

....

3 a) Wer ist Mitglied in dieser ärztlichen Organisation?

....

b) Wer ist Mitglied der Ärztekammer?

....

4 Die Bundesärztekammer ist die Spitzenorganisation der Landesärztekammern. Rufen Sie die Seite der Bundesärztekammer im Internet auf. Geben Sie im Suchfeld auf der Internetseite „Medizinische Fachangestellte“ ein. Lassen Sie sich das Suchergebnis anzeigen. Tragen Sie hier vier Themen ein, die in der Ergebnisliste zur Medizinischen Fachangestellten ausgegeben werden.

....

....

....

4 Berufsorganisationen der Arbeitnehmer

1 Sarah war auf der Ausbildungsmesse „Tage der Berufsausbildung" und hat dort einen Stand eines Berufsverbandes besucht. Sie berichtet darüber in ihrer Berufsschulklasse. Ihre Mitschülerinnen wissen nicht recht, was man unter einem Berufsverband versteht. Helfen Sie Sarah bei der Aufgabe, ihren Mitschülerinnen die wichtigsten Informationen zum Berufsverband darzustellen. Rufen Sie hierzu die Internetseite des „Verbandes der medizinischen Fachberufe" auf. Gestalten Sie nun ein Plakat, in dem Sie alle wichtigen Informationen knapp und übersichtlich zusammenfassen. Versuchen Sie, eher mit Symbolen als mit Worten zu arbeiten.
Hier einige Beispiele, die Ihre Kreativität anregen sollen:

Symbol	Bedeutung
!	wichtig
✉ ☎	Kontaktdaten
🚑 ✚	z. B. für Gesundheitsberufe
§	Der Paragraf steht für Vertrag oder Recht.
♀	z. B. für Frauen/weibliche Angestelle

2 Welche weiteren Berufsverbände bzw. Gewerkschaften vertreten die Interessen der Medizinischen Fachangestellten?

Zusammenfassende Übungsaufgabe zu den Kapiteln 1 bis 4

Nach der Bearbeitung der Kapitel 1 bis 4 sollten Sie über folgende Fachkompetenzen verfügen:

- das duale System der Berufsausbildung erklären können,
- den Aufbau einer Praxis kennen und Arbeitsabläufe nennen können,
- Bereiche des Gesundheitswesens nennen und erklären können,
- Berufe des Gesundheitswesens unterscheiden können,
- Berufsorganisationen des Arztes und der Medizinischen Fachangestellten beschreiben können.

Um zu überprüfen, ob diese Fachkompetenzen vorhanden sind, sollen Sie

a) eine Klassenarbeit zu den Kapiteln 1 bis 4 mit insgesamt fünf Fragen (keine Unteraufgaben) entwerfen;
b) in einem **Paargespräch** begründen, warum Sie die Aufgaben in der von Ihnen entworfenen Klassenarbeit ausgewählt haben und welche Inhalte Sie als Antwort erwarten.

Das Paargespräch läuft folgendermaßen ab:

- Zunächst entwerfen Sie eine Klassenarbeit zu den Kapiteln 1 bis 4.
- Mit diesem Entwurf setzen Sie sich nun in einem Kreis paarweise einander gegenüber (siehe folgende Skizze).

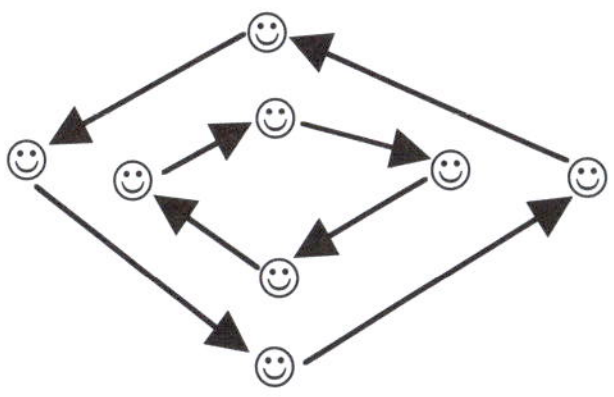

- Die Schülerinnen im Außenkreis erläutern ihren Gesprächspartnerinnen im Innenkreis den Entwurf ihrer Klassenarbeit und welche Lösungen sie erwarten.
- Die Zuhörerinnen im Innenkreis passen genau auf. Sie machen sich bei Bedarf Notizen. Zum Schluss fassen die Schülerinnen die Ausführungen ihrer Gesprächspartnerin in mit eigenen Worten zusammen. Danach bleibt noch etwas Zeit zum Meinungsaustausch zu den Inhalten der geplanten Klassenarbeit.
- Nach einem Zeichen des Lehrers rücken die Schülerinnen im Innenkreis zwei Stühle weiter.
- Nun erläutern die Schülerinnen im Innenkreis ihren Gesprächspartnerinnen aus dem Außenkreis den Entwurf ihrer Klassenarbeit.

5 Leistungsangebot und Leistungsbereitschaft einer Arztpraxis

1 Nennen Sie drei wichtige Punkte, in denen sich Ihre Ausbildungspraxis mit ihrem Angebot an die Patienten positiv hervorhebt. Begründen Sie stichwortartig, warum diese Punkte für die Praxis wichtig sind.

- ....
....
....
....
....
- ....
....
....
....
- ....
....
....
....
....
....

2 Immer wieder werden Sie von Freunden und Bekannten danach gefragt, welche Aufgaben eine Medizinische Fachangestellte Tag für Tag bewältigen muss. Fassen Sie kurz typische Aufgaben aus Ihrem Tätigkeitsbereich für folgende Behandlungsbereiche zusammen. (Verwenden Sie möglichst wie in Aufgabe 4.1 Symbole.)

Anmeldung:

Assistenz:

Labor:

Therapie:

3 a) Was versteht man unter einer delegierbaren Leistung?

b) Welche Voraussetzungen müssen vorliegen, damit eine Medizinische Fachangestellte eine delegierbare Leistung übernimmt?

4 Prüfen Sie für Ihre Praxis, ob folgende Teile des Praxismarketings vorliegen, und wie Sie diese beurteilen.

Praxis-Printmedien, z. B. Informationsbroschüre über die Praxis:

Praxis-Internetseite:

Praxis-Teamfotos:

Praxis-Erscheinungsbild insgesamt:

5 Prüfen Sie die folgenden Aussagen zum Praxismanagement. Kreuzen Sie die zutreffenden Aussagen an.

- ☐ Im Rahmen der Tätigkeit einer Medizinischen Fachangestellten in einer hausärztlichen Praxis werden folgende Hauptaufgaben unterschieden: Verwaltungs- und Praxismanagement, Behandlungsassistenz, Diagnose, Labor und Therapie.
- ☐ Bei den Hauptaufgaben werden alle Teilaufgaben ermittelt. Anschließend werden einzelne Teilaufgaben dann zu einem Aufgabenbereich zusammengefasst, der von einer MFA zu übernehmen ist.
- ☐ Alle Teilaufgaben einer Praxis finden sich in einer Stellenbeschreibung wieder.
- ☐ Typische Bestandteile einer Stellenanzeige für eine MFA sind Stellenaufgabe, Stellenanforderung, soziale Kompetenzen, die Höhe des Gehaltes.
- ☐ Mit der klaren Aufgabenzuteilung zu einer Stelle wird in einer Praxis eine Arbeitsteilung erreicht, die eine schnelle und effektive Bewältigung der anfallenden Arbeit bewirkt.
- ☐ Damit diese schnelle und effektive Bewältigung der anfallenden Arbeiten dauerhaft erreicht wird, werden die einzelnen Medizinischen Fachangestellten immer im selben Bereich der Praxis eingesetzt.

6 Informelle Organisation

1 Das eigentliche Ziel informeller Organisationen sollte ein reibungsloser Praxisablauf und ein harmonisches Arbeitsklima sein. Leider funktioniert das nicht immer. Informelle Organisationen können das Miteinander in einer Arztpraxis nämlich auch gefährden. So besteht die Gefahr, dass bei Treffen außerhalb der Arbeitszeit die Belange einzelner Mitarbeiter/-innen im Vordergrund stehen, dass Klatsch und Gerüchte verbreitet werden, was bis zum Mobbing führen kann. Überlegen Sie sich anhand einer

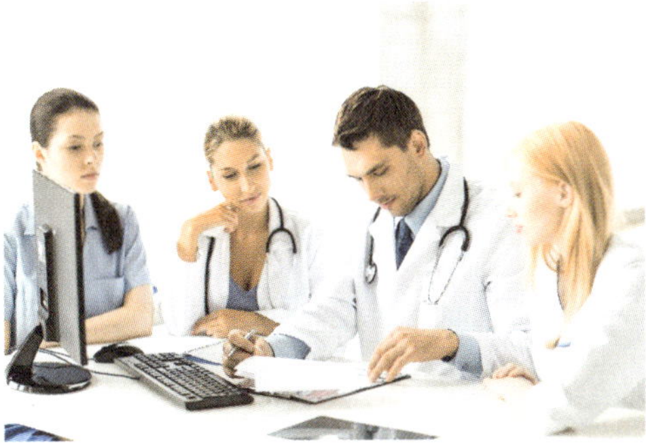

konkreten Situation aus Ihrer Ausbildungspraxis, wie Sie mit Konfliktsituationen umgehen könnten und was zu verbessern wäre, um sowohl einen reibungslosen Praxisablauf als auch ein gutes Arbeitsklima zu gewährleisten. Diskutieren Sie diese Situation mit Ihren Kolleginnen.

Kurze Situationsbeschreibung: ……………………………………………………

Wie sind wir bisher mit dem Problem umgegangen? ……………………………………………………

Was können wir verbessern? ……………………………………………………

2 a) Nehmen Sie eine Einschätzung des Betriebsklimas in Ihrer Praxis vor. Nennen Sie Faktoren, die auf ein gutes bzw. schlechtes Betriebsklima hinweisen.

gutes Betriebsklima	schlechtes Betriebsklima
....	....
....	
....	....
....	....
....	....
....	....

b) Was wird in Ihrer Praxis unternommen, wenn der Arzt oder erfahrene Angestellte merken, dass es Störungen im Betriebsklima gibt?

....

....

Zusammenfassende Übungsaufgabe zu den Kapiteln 5 und 6

Nach der Bearbeitung der Kapitel 5 und 6 können Sie

- das Leistungsangebot einer Praxis strukturieren und erläutern,
- Ziele des Praxismarketings benennen,
- Voraussetzungen einer guten Organisation analysieren und mitgestalten,
- eine Stellenbeschreibung entwickeln,
- Kommunikation als eine Grundlage zur Konfliktlösung einsetzen,
- die Wirkung der informellen Organisation beurteilen.

Zum Erwerb und zur sicheren Anwendung sollen zu diesen beiden Kapiteln sogenannte **Lernkarten** erstellt werden. Bei dieser Methode werden zu einem wichtigen Stichpunkt die entsprechenden Sachverhalte auf einer kleinen Karteikarte notiert. Es können aber auch Fragen auf der Vorderseite der Karte notiert werden, die dann auf der Rückseite beantwortet werden. Sie entscheiden selbst, wie Sie die Karteikarten zum Erlernen und Wiederholen bestimmter Sachverhalte gestalten. Hierzu ein kleines Beispiel:

Hauptaufgaben in einer Arztpraxis

Medizinischer Bereich

- Assistenz
- Diagnosehilfen, z. B. Labor, EKG
- Therapie, z. B. Inhalation, Wärmeanwendung

Verwaltung

- Patientenannahme
- Allgemeine Verwaltung

Erstellen Sie nach diesem Muster Lernkarten zu folgenden Begriffen:

- delegierbare Leistungen,
- Praxismarketing,

- Stelle,
- Stellenbeschreibung,
- systematischer Arbeitsplatzwechsel,
- Team- und Mitarbeitergespräch,
- informelle Organisationen.

7 Berufsbildungsgesetz und Berufsausbildungsvertrag

1 Das Berufsbildungsgesetz regelt umfassend die Ausbildung im Betrieb. Zur Übung und Wiederholung der wichtigsten Vorschriften setzen Sie sich bitte mit der folgenden Situation auseinander:

Situation:

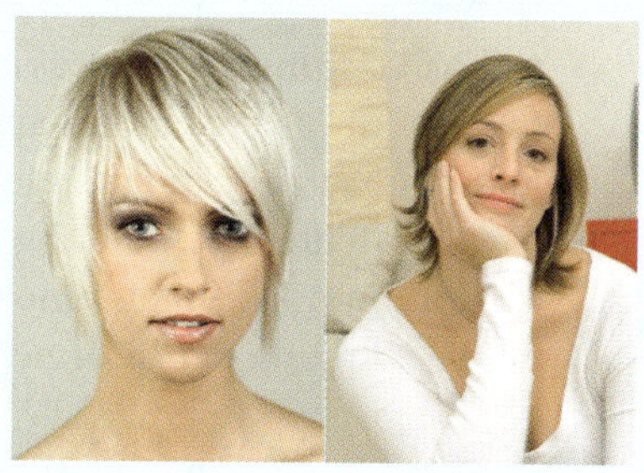

Bevor Sarah ihren jetzigen Ausbildungsplatz gefunden hat, hat sie schon kurz in einer anderen Praxis gearbeitet. Dort gefiel es ihr nicht so gut, weshalb sie diese Praxis wieder verlassen hat. Mit ihrer Freundin Anne unterhält sie sich über diese Zeit.

Sarah: „Ich war ja bei Dr. Brinker schon seit Jahren Patientin, deshalb kannte er mich und hat mir sofort, nachdem ich ihn um einen Ausbildungsplatz gefragt habe, eine mündliche Zusage erteilt."

Anne: *„Und wann hast du den Vertrag bekommen?"*

Sarah: „Einen Vertrag haben wir zuerst nicht ausgefüllt. Schließlich kannten wir uns ja schon seit Jahren. Der Arzt meinte, dass er mir vertrauen würde und dass somit dieser Papierkram nicht nötig sei. Dann haben meine Eltern aber auf einem schriftlichen Vertrag bestanden."

Anne: *„Wie war denn dein Tagesablauf?"*

Sarah: „Na ja, da ich noch nicht so viel konnte – die Berufschule geht ja immer erst im Sommer los – habe ich meist Kaffee gekocht, Brötchen besorgt, die Handtücher gewaschen und gebügelt. Manchmal habe ich auch private Einkäufe für den Chef erledigt und sie in seine Wohnung gefahren."

Anne: *„Wir waren doch mal zusammen weiße Berufskleidung kaufen. Kannst du die Sachen denn in der neuen Praxis auch tragen?"*

Sarah: „Na klar, die Sachen habe ich ja von meinem eigenen Geld gekauft. Also gehören sie mir auch."

Anne: *„Damals hast du mir erzählt, dass deine ehemalige Englischlehrerin auch Patientin war. War das nicht komisch?"*

Sarah: „Ja stimmt, aber sie hatte ja immer morgens gleich den ersten Termin, noch bevor sie in die Schule musste. Ich bin dann einfach immer etwas später in die Praxis. Um die Zeit war ja sowieso noch nicht so viel los, da kann man das schon mal machen – finde ich. Meine Kolleginnen fanden das aber gar nicht gut."

Anne: *„Das kann ich mir vorstellen. Sicher haben die Kolleginnen ja mit deinem Einsatz gerechnet. Daraufhin gab es ja auch eine Menge Ärger. Wie hast du denn dann gekündigt?"*

Sarah: „Gar nicht, ich war ja noch in der Probezeit. Da braucht man nicht zu kündigen. Ich bin einfach nicht mehr hingegangen."

Unterstreichen Sie, gegen welche Bestimmungen des Berufsbildungsgesetzes verstoßen wurde, und schreiben Sie diese stichwortartig an den Rand.

- Verträge immer in schriftlicher Form
- Ausbilder sind für die Ausbildung verantwortlich. Es dürfen nur Aufgaben wahrgenommen werden, die mit der Ausbildung im Zusammenhang stehen.
- Berufskleidung muss gestellt werden
- Schweigepflicht/Datenschutz einhalten
- Arbeitszeiten müssen eingehalten werden
- Kündigungen bedürfen der Schriftform

2 Nennen Sie fünf Inhalte, die nach dem Berufsbildungsgesetz (§ 4 BBiG) im Ausbildungsvertrag enthalten sein müssen.

- ....
- ....
- ....
- ....
- ....

3 Prüfen Sie die folgenden Aussagen zum Ausbildungsvertrag. Kreuzen Sie die zutreffenden Aussagen an.

- ☐ Ein betrieblicher Ausbildungsplan ist dem Ausbildungsvertrag beigefügt. Mit ihm wird die sachliche und zeitliche Gliederung des Ausbildungsablaufs überwacht. Er dient zur Information der Praxis und ist nicht Bestandteil des Vertrages.
- ☐ Die Probezeit beträgt mindestens einen und höchstens vier Monate.
- ☐ Bei Bedarf in der Praxis kann die tägliche Arbeitszeit auf 10 Stunden und eine Wochenarbeitszeit von 44 Stunden verlängert werden.
- ☐ Die Höhe der Ausbildungsvergütung richtet sich nach dem jeweils aktuellen Gehaltstarifvertrag.
- ☐ Auszubildende erhalten Urlaub entsprechend den Bestimmungen des Jugendarbeitsschutzgesetzes (§ 19 JArbSchG)
- ☐ Während der Probezeit kann das Berufsausbildungsverhältnis mit Angabe des Kündigungsgrundes, aber ohne Einhaltung einer Kündigungsfrist gekündigt werden.

4 Mit dem Abschluss des Ausbildungsvertrages übernehmen der ausbildende Arzt und die Auszubildende Pflichten.

a) Erläutern Sie kurz die folgenden Pflichten des Ausbilders:

Kostenlose Ausbildungsmittel:

....

....

Arbeiten nur für Ausbildungsziel:

....

....

....

Anspruch auf ein Zeugnis:

....

b) Was ist unter den folgenden Pflichten des Auszubildenden zu verstehen:

Sorgfaltspflicht:

....

Dienstleistungspflicht:

....

....

....

Schweigepflicht:

....

....

....

Zusammenfassende Übungsaufgabe zu Kapitel 7

In Kapitel 7 geht es darum, dass Sie

- einen umfassenden Vertrag, in diesem Fall den Ausbildungsvertrag, hinsichtlich der darin enthaltenen Informationen auswerten,
- diese Informationen strukturieren
- und auf der Basis dieser Informationen Ihre Ausbildung und Mitarbeit unter Beachtung der Ihnen zustehenden Rechte und Pflichten in der Arztpraxis gestalten können.

Um zu überprüfen, ob Ihnen wesentliche Begriffe zum Thema „Berufsausbildungsvertrag“ geläufig sind, ist das folgende Kreuzworträtsel zu lösen.

Kreuzworträtsel „Berufsausbildungsvertrag“

1. Vertrag zwischen Ausbildendem und Auszubildenden
2. Beinhaltet alle Fertigkeiten und Kenntnisse, die während der Ausbildung erlernt werden
3. Mit ihr beginnt jede Ausbildung.
4. Wichtige Zahlung, die der Auszubildende vom Ausbilder erhält
5. Er darf bei Auszubildenden möglichst nur während der Ferien genommen werden.
6. Während der Probezeit kann sie sowohl vom Ausbilder als auch von der Auszubildenden ohne Frist vorgenommen werden.
7. Bei Aufgabe der Berufsausbildung ist sie unbedingt einzuhalten.
8. Sie sind vom Ausbilder kostenlos zur Verfügung zu stellen.
9. Es ist während der Ausbildung zu führen und vom Ausbilder abzuzeichnen.
10. Diese Pflicht muss von jedem Mitarbeiter der Arztpraxis beachtet werden.
11. Mit ihr endet die Ausbildung.
12. Eine Pflicht, die die Auszubildende für eine erfolgreiche Ausbildung unbedingt wahrnehmen muss.
13. Diese Pflicht ist bei jeder Art von Arbeit in der Praxis unbedingt zu beachten.
14. Dies ist bei Beendigung der Ausbildung von dem Ausbilder schriftlich zu erstellen.
15. Sie stehen bei Streitigkeiten zwischen Ausbilder und Auszubildenden zur Verfügung.

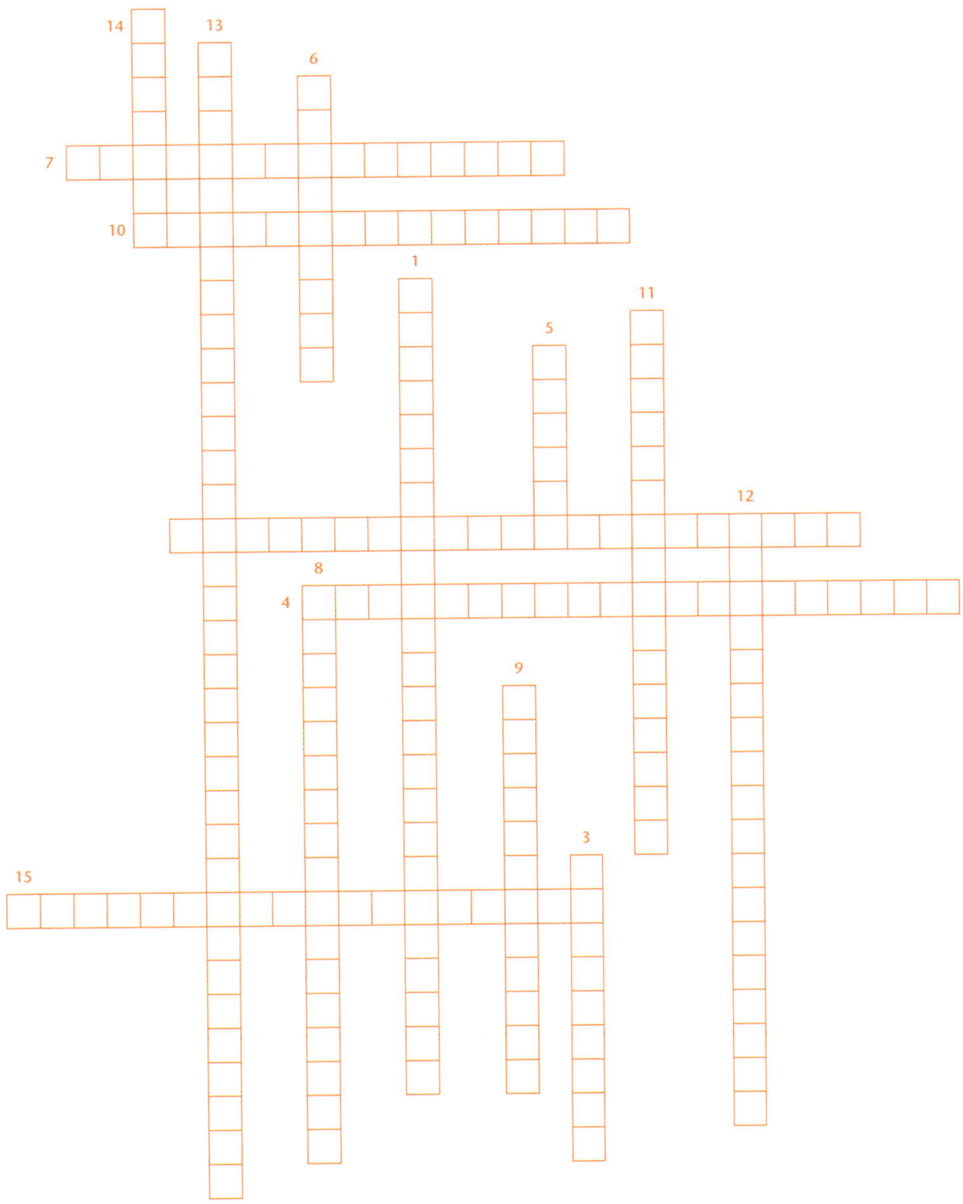

8 Jugendarbeitsschutzgesetz

1 Das Jugendarbeitsschutzgesetz dient dem Schutz jugendlicher Arbeitnehmer – egal ob sie Auszubildende oder Arbeitnehmer sind. Arbeitgeber sind verpflichtet, die Regelungen einzuhalten. Laden Sie sich das Jugendarbeitsschutzgesetz aus dem Internet und vergleichen Sie, ob die Regelungen in ihrer Ausbildungspraxis eingehalten werden. Erstellen Sie eine Übersicht über die gesetzlichen Regelungen zu folgenden Punkten:

- die tägliche Arbeitszeit,
- die Wochenarbeitszeit,
- die Nachtarbeit,
- die Zeit zwischen Feierabend und Arbeitsbeginn,
- die Pausenregelung,
- den Anspruch auf Jahresurlaub.

Tägliche Arbeitszeit:

Wochenarbeitszeit:

Die Zeit zwischen Feierabend und Arbeitsbeginn:

Anspruch auf Jahresurlaub:

2 In den folgenden Fällen sind Situationen aus der Berufsausbildung dargestellt, in denen offensichtlich gegen das Jugendarbeitsschutzgesetz verstoßen wird. Lesen Sie sorgfältig die dargestellten Fälle. Notieren Sie anschließend die dabei festgestellten Verstöße. Zum systematischen Vorgehen finden Sie hier eine Reihe von Fragen, die Sie anhand des Textes bearbeiten können.

- Worum geht es in dem vorliegenden Fall?
- Welches Problem liegt vor?
- Welche Fragen sind zu klären?
- Welche Informationen über den Fall liegen vor?
- Welche Informationen benötigen wir?
- Wie können wir uns diese Informationen beschaffen?
- Welche Rechtsvorschriften kommen in Betracht?

Fall 1: Claudia

Claudia ist 17 Jahre alt und macht seit einem halben Jahr eine Ausbildung als Laborantin bei der Firma Hellweg. Sie hat eine 40-Stunden-Woche und arbeitet täglich von 8:00 bis 17:00 Uhr. Von 12:00 bis 12:30 Uhr hat sie Mittagspause, die zweite halbstündige Pause hat die Firma zwischen 15:30 und 16:00 Uhr gelegt, da um diese Zeit die Leistungsfähigkeit der Auszubildenden erfahrungsgemäß sowieso herabgesetzt ist. Heute soll Claudia kurz vor Ende der Arbeitszeit einige Laborgeräte säubern. „Da vorne im Schrank mit den Reinigungsmitteln findest du alles“, hat der Laborleiter gesagt, bevor er verschwunden ist. Claudia nimmt eine Flasche mit einer Kennzeichnung als Reinigungsmittel und beginnt, die bereitgelegten Laborgeräte zu reinigen. Schon nach kurzer Zeit beginnen Claudias Augen zu tränen und ihre Hände zu jucken und zu brennen. Ein paar Tropfen sind an ihre Hände gekommen. Unmittelbar nach Dienstschluss sucht die Auszubildende einen Arzt auf. Sie wird für zwei Wochen krankgeschrieben.

Lösung Fall 1: Claudia

Worum geht es in dem vorliegenden Fall?

Was ist das Problem?

Welche Fragen sind zu klären?

Welche Informationen über den Fall haben wir?

Welche Informationen benötigen wir?

Wie können wir uns diese Informationen beschaffen?

Welche Rechtsvorschriften kommen in Betracht?

Fall 2: Cornelia und Kerstin

Cornelia, 17 Jahre alt, und Kerstin, 15 Jahre alt, beide Auszubildende bei einem großen Pharmagroßhandel, sitzen in der Mittagspause zusammen und machen Urlaubspläne. Cornelia schwärmt: „In den Sommerferien will ich mal so richtig ausspannen! Vier Wochen Sonne und keinen Chef, der einen schräg anquatscht. Und im Winter fahre ich dann nochmal zwei Wochen zum Skifahren." „Was?!", fragt Kerstin, „sechs Wochen Urlaub! Ich hab nur vier Wochen Urlaub. Das geht ja wohl nicht mit rechten Dingen zu. Da muss ich gleich mal den Abteilungsleiter fragen. Die Tür zum Personalraum öffnet sich und der Abteilungsleiter betritt den Raum. „Da seid ihr ja! Ihr müsst heute leider bis 21:00 Uhr bleiben und morgen schon um 7:00 Uhr anfangen. Wir haben Inventur, und die muss bis morgen Abend fertig sein. Also ran an die Arbeit!"

Lösung Fall 2: Cornelia und Kerstin

Worum geht es in dem vorliegenden Fall?

Was ist das Problem?

Welche Fragen sind zu klären?

Welche Informationen über den Fall haben wir?

Welche Informationen benötigen wir?

Wie können wir uns diese Informationen beschaffen?

Welche Rechtsvorschriften kommen in Betracht?

Fall 3: Anna

Die 16-jährige Anna ist im zweiten Ausbildungsjahr bei der Kurklinik Sana GmbH. Die Arbeit beginnt täglich um 7:00 Uhr. Sie hat eine Regelarbeitszeit von neun Stunden. An jedem Mittwoch hat sie von 8:45 bis 15:00 Uhr Berufsschule. Manchmal, wenn viel Arbeit anliegt, geht Anna mittwochs noch von 7:00 bis 8:30 Uhr in die Klinik, da sie direkt in der Nähe wohnt und fährt dann anschließend in die Berufsschule. „Ganz schön anstrengend", denkt sie oft, „aber wenn ich so fleißig bin, sind meine Chancen sicher gut, später übernommen zu werden." In den letzten Tagen war Anna sehr aufgeregt. Sie hat am Freitag um 10:00 Uhr Zwischenprüfung. „Anna, du musst aber unbedingt vorher noch arbeiten. Wir haben im Moment wahnsinnig viel zu tun. Ohne deine Hilfe können wir es leider nicht schaffen", hat ihr der Klinikleiter mitgeteilt. Anna ist jetzt doch etwas ärgerlich: „Da hat man doch überhaupt keine Ruhe, sich auf die Prüfung vorzubereiten! Da darf sich dann aber auch niemand wundern, wenn ich schlechte Noten schreibe!"

Lösung Fall 3: Anna

Worum geht es in dem vorliegenden Fall?

Was ist das Problem?

Welche Fragen sind zu klären?

Welche Informationen über den Fall haben wir?

Welche Informationen benötigen wir?

Wie können wir uns diese Informationen beschaffen?

Welche Rechtsvorschriften kommen in Betracht?

Zusammenfassende Übungsaufgabe zum Kapitel 8

Im Kapitel 8 ist verdeutlicht worden, dass jugendliche Arbeitnehmer einen besonderen Schutz genießen. Sie können nun

- die wichtigsten Jugendarbeitsschutzbestimmungen in der Praxis umsetzen,
- die Rechte eines jugendlichen Arbeitnehmers im Zweifelsfall auch einfordern.

Ob Sie diese Kompetenzen auch wirklich erworben haben, können Sie anhand des folgenden Textes prüfen. In diesen hat sich eine Reihe von Fehlern eingeschlichen. Unterstreichen Sie die Fehler und ersetzen Sie diese durch richtige Aussagen: Das Jugendarbeitsschutzgesetz ist ein deutsches Gesetz zum Schutz von arbeitenden Kindern und Jugendlichen. Es zählt zu den Gesetzen des sozialen Arbeitsschutzes. Das Jugendarbeitsschutzgesetz begrenzt die Wochenarbeitszeit auf 38 Stunden bei einer Fünf-Tage-Woche. In bestimmten Gewerbebereichen, z. B. Gastronomie und Hotelgewerbe, sind ausnahmsweise auch sechs Arbeitstage pro Woche möglich, wenn die Gesamtarbeitszeit nicht überschritten wird. Verkürzt sich die Arbeitszeit an einzelnen Werktagen, z. B. Sprechstunde am Mittwoch von 08:30 bis 12:00 Uhr, kann die Arbeitszeit an anderen Tagen auf maximal neun Stunden verlängert werden. Das Mindestalter ist 14 Jahre, für Arbeiten in der Landwirtschaft und als Zeitungsausträger gibt es jedoch Ausnahmen. Die Arbeitszeit ist grundsätzlich auf den Zeitraum zwischen 05:00 und 21:00 Uhr begrenzt, es gibt jedoch eine Reihe von Ausnahmen für Bäckereien, Gaststätten, kulturelle Veranstaltungen usw.

Fehler 1: ....

....

Richtig ist: ....

Fehler 2: ....

....

....

Richtig ist: ....

Fehler 3: ....

....

....

Richtig ist: ……………………………………………………

Fehler 4: ……………………………………………………

……………………………………………………

Richtig ist: ……………………………………………………

Fehler 5: ……………………………………………………

……………………………………………………

……………………………………………………

Richtig ist: ……………………………………………………

……………………………………………………

9 Arbeitssicherheit und Arbeitsschutz

1 Prüfen Sie folgende Aussagen zum Arbeitsschutz.
Kreuzen Sie die zutreffenden Aussagen an.

- ☐ Arbeitsschutz und Arbeitssicherheit verfolgen das Ziel, Unfälle, Krankheiten und Berufskrankheiten zu vermeiden.
- ☐ Verantwortliche für den Arbeitsschutz in der Praxis sind der Praxisinhaber und die zuständige Berufsgenossenschaft.
- ☐ In jeder Arztpraxis ist eine Gefährdungsbeurteilung der Praxis durchzuführen und zu dokumentieren.
- ☐ Das Praxisteam wird hinsichtlich möglicher Gefährdungen und entsprechender Schutzmaßnahmen durch Verteilung von Broschüren der Berufsgenossenschaft aufgeklärt.
- ☐ Die in einer Praxis vorhandenen und gelagerten Gefahrstoffe sind in einer Gefahrstoffdokumentation zu erfassen.
- ☐ Eine besondere Umsetzung von Erste-Hilfe-Anforderungen in der Praxis ist nicht notwendig, da alle Medizinischen Fachangestellten eine Erste-Hilfe-Ausbildung haben.

2 In der Praxis haben Sie es immer wieder mit Gefahrstoffen zu tun. Um Ihre Gesundheit zu schützen, ist es wichtig, dass Sie umfassend über den Umgang mit Gefahrstoffen informiert sind und die entsprechenden Gefahrensymbole kennen. Lesen Sie hierzu regelmäßig die Regelungen der Berufsgenossenschaft (z. B. **www.bgw-online.de**) und halten Sie sich auf dem Laufenden.

Ordnen Sie die folgenden Gefahrensymbole dem Text zu:

……………… ……………… ……………… ……………… ……………… ………………

……………… ……………… ……………… ……………… ……………… ………………

• explosionsgefährlich • brandfördernd • gesundheitsschädigend/reizend • Zerstörung von Haut oder Augen • tödliche Vergiftung • umweltgefährdend

3 Informieren Sie sich, z. B. im Internet, wer die Kosten für die Hepatitis-Immunisierung in Ihrem Fall übernimmt.

....

4 Ein Unternehmen für Praxisbedarf beschreibt Produkte für Haut und Hände folgendermaßen:

(1) Waschendes Präparat zur hygienischen Händedesinfektion und desinfizierenden Hautreinigung.
(2) Alkoholisches Einreibepräparat für die hygienische und chirurgische Händedesinfektion mit hautpflegenden Komponenten.

a) Wodurch unterscheiden sich die Präparate?

....

....

....

....

....

....

b) In welchen Fällen würden Sie das Präparat in der Praxis einsetzen?

....

....

c) Die Händedesinfektion ist ein Teil eines Hygieneplans der Praxis. Welche weiteren Teile umfasst ein solcher Plan?

....

....

....

....

10 Arbeitsschutzgesetz

1 Seit Melanie schwanger ist, muss in der Praxis einiges umorganisiert werden. So darf sie z. B. keine Arbeiten mehr verrichten, bei denen die Gefahr besteht, dass sie sich mit einer Infektionskrankheit infizieren könnte. Da Melanie Dr. Heine sofort von ihrer Schwangerschaft in Kenntnis gesetzt hat, konnte auch sofort reagiert werden. Nun arbeitet sie noch bis zum Mutterschutz an der Anmeldung. Im Rahmen des Mutterschutzgesetzes genießt Melanie nun besondere Rechte. Der voraussichtliche Geburtstermin des Kindes ist der 5. Juli diesen Jahres.

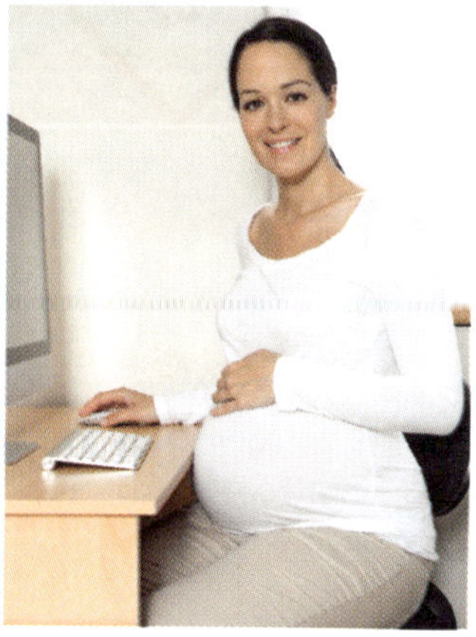

a) Rechnen Sie aus, wann der Mutterschutz beginnt und wann Melanie nach der Geburt ihres Kindes wieder arbeiten dürfte.

Beginn des Mutterschutzes:

....

Ende des Mutterschutzes:

....

b) Außerdem genießt Melanie zurzeit einen besonderen Kündigungsschutz. Rechnen Sie ebenfalls aus, wann dieser endet.

Ende des Kündigungsschutzes:

....

2 Prüfen Sie die folgenden Aussagen zur Elternzeit.
Kreuzen Sie die zutreffenden Aussagen an.

- ☐ Elternzeit gibt Müttern die Möglichkeit, sich ihrem Kind zu widmen und gleichzeitig Kontakt zum Beruf aufrechtzuerhalten.
- ☐ Elternzeit kann in Anspruch genommen werden, wenn die Mutter in einem Arbeitsverhältnis steht.
- ☐ Väter haben auf Antrag einen Anspruch auf Elternzeit bis zur Vollendung des 3. Lebensjahres des Kindes.
- ☐ Spätestens 7 Wochen vor Beginn ist die Elternzeit beim Arbeitgeber anzumelden.
- ☐ Dabei ist festzulegen, welche Elternzeit im kommenden Jahr in Anspruch genommen wird.
- ☐ Während der Elternzeit kann der Arbeitgeber keine Kündigung aussprechen.

3 Melanie möchte nach der Geburt ein Jahr lang Elterngeld in Anspruch nehmen und nicht arbeiten. Um zu erfahren, wie viel Elterngeld ihr in dieser Zeit zusteht, sucht sie im Internet nach den entsprechenden Informationen. So findet sie die Seite http://www.bmfsfj.de/Elterngeldrechner/. Hier kann man nach Eingabe der entsprechenden Daten problemlos das monatliche Elterngeld berechnen lassen.

a) Nehmen Sie die Berechnung des Elterngeldes auf der Basis folgender Daten vor und tragen Sie das errechnete Elterngeld ein:

Familienstand:	verheiratet
Arbeitsort:	Nordrhein-Westfalen
Voraussichtlicher Geburtstermin des Kindes:	28. Dezember des laufenden Jahres
Monatliches Einkommen Ehefrau:	1 707,00 € brutto, 1 218,57 € netto

Elterngeld je Monat: ....

b) Um jungen Familien bei der Entscheidung für ein Kind zumindest einen Teil der damit verbundenen finanziellen Belastungen zu nehmen, ist das Elterngeld eingeführt worden. Lesen Sie hierzu den folgenden Artikel:

Elterngeld

Mit dem Elterngeld unterstützt der Staat Väter und Mütter und ihre jungen Familien. Anspruch darauf haben Eltern, die ihr Kind in den ersten 14 Lebensmonaten vorrangig selbst betreuen wollen und deshalb nicht voll erwerbstätig sind.

Wer Elterngeld bekommt

Elterngeld gibt es für Arbeitnehmer, Beamte, Selbstständige und erwerbslose Elternteile, Studierende und Auszubildende. Neben den leiblichen Eltern und den Adoptiveltern können in Ausnahmefällen auch Verwandte bis dritten Grades Elterngeld erhalten, wie zum Beispiel Großeltern oder Geschwister. Anspruch auf Elterngeld haben Eltern, die

- ihre Kinder nach der Geburt selbst betreuen und erziehen,
- nicht mehr als 30 Stunden in der Woche erwerbstätig sind,
- mit ihren Kindern in einem Haushalt leben und
- einen Wohnsitz oder ihren gewöhnlichen Aufenthalt in Deutschland haben.

Elternpaare, die im Kalenderjahr vor der Geburt ihres Kindes gemeinsam ein zu versteuerndes Einkommen von mehr als 500 000,00 € (bei Alleinerziehenden mehr als 250 000,00 €) hatten, haben keinen Anspruch auf Elterngeld.

Bis zu 14 Monate

Eltern können ab der Geburt eines Kindes bis zu 14 Monate Elterngeld erhalten. Das Elterngeld wird für Lebensmonate des Kindes gezahlt. Die Eltern können sich untereinander aufteilen, wer wie lange zu Hause bleiben möchte. Ein Elternteil allein kann die Leistung für mindestens zwei und für bis zu zwölf Monate beziehen. Das Elterngeld wird noch weitere zwei Monate gezahlt, wenn auch der andere Elternteil in die Elternzeit geht oder der Elternteil alleinerziehend ist und der Familie für mindestens zwei Monate das Einkommen ganz oder teilweise wegfällt. Arbeiten Mutter oder Vater während des Elterngeldbezugs in Teilzeit, darf die Wochenarbeitszeit 30 Stunden nicht übersteigen.

Elterngeld richtet sich nach dem Nettoeinkommen

Die Höhe des Elterngeldes richtet sich nach dem Nettoeinkommen, das der betreuende Elternteil vor der Geburt des Kindes hatte. Bei Beschäftigten geht es um die Lohn- und Gehaltsbescheinigungen der letzten zwölf Kalendermonate vor der Geburt. Monate, in denen die Mutter aufgrund der gesetzlichen Mutterschutzfristen nicht arbeiten durfte oder wegen einer schwangerschaftsbedingten Krankheit weniger verdient hat, zählen nicht mit. Das gilt auch für Monate mit Bezug von Mutterschaftsgeld oder Elterngeld für ein älteres Kind oder Monate, in denen auf Grund von Wehr- oder Zivildienstzeiten Einkommen weggefallen ist. Statt dieser Monate werden zusätzlich weiter zurück liegende Monate in die Berechnung mit einbezogen. Selbstständige weisen ihre Gewinneinkünfte in aller Regel über den Steuerbescheid des Kalenderjahres vor der Geburt nach. Das Elterngeld ersetzt das nach der Geburt wegfallende Einkommen bei Voreinkommen zwischen 1 000,00 und 1 200,00 € zu 67 Prozent, bei Voreinkommen von 1 220,00 € zu 66 Prozent und bei Voreinkommen von 1 240,00 € und mehr zu 65 Prozent. Bei Voreinkommen von weniger als 1 000,00 € steigt die Ersatzrate schrittweise auf bis zu 100 Prozent – je niedriger das Einkommen, desto höher die Ersatzrate.

Beantragung des Elterngeldes

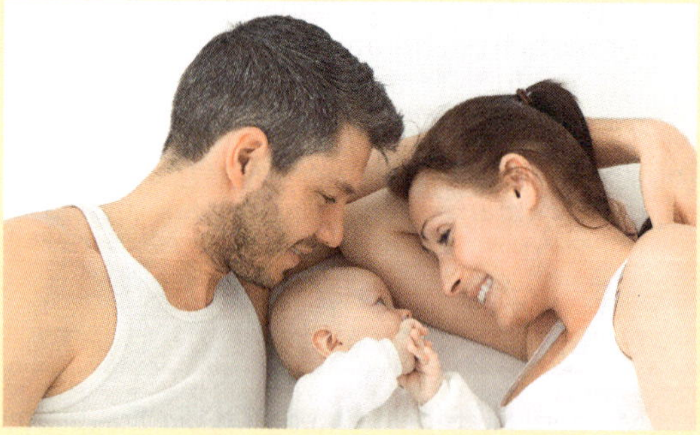

Das Elterngeld muss schriftlich beantragt werden. Jeder Elternteil kann für sich einmal einen Antrag auf Elterngeld stellen. Der jeweilige Antrag kann bis zum Ende des Elterngeldbezuges geändert werden. Der Antrag muss nicht sofort nach der Geburt des Kindes gestellt werden. Rückwirkend werden Zahlungen jedoch nur für die letzten drei Monate vor Beginn des Monats geleistet, in dem der Antrag auf Elterngeld eingegangen ist. Die zuständige Elterngeldstelle für Ihren Kreis oder Ihre kreisfreie Stadt finden Sie unter „Familie Regional“

Quelle: http://www.familien-wegweiser.de/wegweiser/service,did=75670.html, abgerufen am 17.06.2014

c) Formulieren Sie zu dem Text „Elterngeld“ Fragen, auf die der Text eine Antwort gibt. Das Fragewort ist jeweils vorgegeben.

Wer ? ....

....

Wie viel ? ....

....

....

Wie lange ? ....

4 Sarahs Kollegin Stefanie ist seit einem Autounfall auf einen Rollstuhl angewiesen. Zu ihrem Glück hat Dr. Heine sie trotz ihrer Behinderung in der Anmeldung und Verwaltung weiterbeschäftigt. Praxisempfang, Verwaltung und die Personaltoilette mussten allerdings rollstuhlgerecht umgebaut werden.

a) Wer trägt die Kosten für die Umbaukosten in der Praxis?

....

....

b) Hätte Stefanie nach der Genesung von den Folgen des Autounfalls auf eine Weiterbeschäftigung in einer Arztpraxis bestehen können?

....

....

....

....

c) Der Schutz vor einer Benachteiligung von Menschen mit Behinderung wird durch ihre bewusste Bevorzugung gegenüber anderen Arbeitnehmern verwirklicht. Welchem besonderen Schutz unterliegt Stefanie als Arbeitnehmerin mit Behinderung?

....

....

5 Vera, eine Kollegin von Melanie, hat ein Jahr nach der Geburt ihres Kindes wieder angefangen, in der Praxis von Herrn Dr. Zimmermann zu arbeiten. Nachdem sie sieben Monate in der Praxis beschäftigt ist, muss Herr Dr. Zimmermann eine Vollzeitkraft aus wirtschaftlichen Gründen entlassen. Nach langem Überlegen hat er sich dazu durchgerungen, Vera zu entlassen, da sie verheiratet ist und ihr Mann in der Lage ist, den Lebensunterhalt für die Familie allein zu sichern. Die anderen Kolleginnen müssen für sich selbst sorgen oder sind schon längere Zeit in der Praxis tätig. Er teilt Vera am 16. Oktober mündlich mit, dass sie sich zum 1. November eine neue Arbeitsstelle suchen müsse.

a) Überprüfen Sie, ob Herr Dr. Zimmermann richtig entschieden hat. Recherchieren Sie dazu in Fachliteratur oder im Internet Informationen zum Thema Kündigungsschutz. Notieren Sie hier, was Ihrer Meinung nach hätte anders sein müssen:

....

....

....

....

....

b) Rechnen Sie aus, welchen Kündigungsschutz Sie nach § 622 BGB, Absatz 2 haben, wenn Sie 28 Jahre alt sind und bereits sechs Jahre in der Praxis beschäftigt sind.

Ergebnis: ....

6 Prüfen Sie die folgenden Aussagen. Kreuzen Sie die zutreffenden Aussagen an.

- ☐ Michaela hat bei Herrn Dr. Friedrich eine Schwangerschaftsvertretung für sechs Monate übernommen. Die Befristung des Arbeitsvertrages wurde beim Einstellungsgespräch mündlich vereinbart.
- ☐ Christa hat nach mehreren Gesprächen mit Herrn Dr. Burkhardt einer Beendigung ihres Arbeitsverhältnisses durch einen Aufhebungsvertrag zugestimmt. Dr. Burkhardt zahlt ihr dafür eine Abfindung von einem Monatsgehalt. Christa meldet sich bei der Agentur für Arbeit an ihrem Wohnort arbeitslos und erwartet, dass sie vom ersten Tag ihrer Arbeitslosigkeit Arbeitslosengeld erhält.
- ☐ Maritta zieht mit ihrem Mann in eine andere Stadt. Sie möchte ihr Arbeitsverhältnis bei Herrn Dr. Kliemer zum 28.02. beenden. Sie beachtet die Kündigungsfrist und kündigt zum 31.01. das Arbeitsverhältnis.
- ☐ Maritta teilt Herrn Dr. Kliemer am 31.01. mündlich mit, dass sie ihr Arbeitsverhältnis am 28.02. beendet.
- ☐ Herr Dr. Kliemer teilt Maritta mit, sie sei mittlerweile seit acht Jahren in seiner Praxis tätig. Sie müsste daher eine Kündigungsfrist von 3 Monaten einhalten.
- ☐ Maritta weist Herrn Dr. Kliemer darauf hin, dass diese Kündigungsfrist nur für den Arzt als Arbeitgeber gilt. Bei Arbeitnehmern gilt grundsätzlich eine Kündigungsfrist von vier Wochen zum 15. eines Monats oder zum Monatsende.

7 Sie haben eine Kollegin in der Praxis, deren Verhalten immer wieder zu Diskussionen führt. Fast jeden Montag kommt sie erst gegen 10:00 Uhr schlecht gelaunt in die Praxis, weil sie verschlafen hat. Da ihr Dienst aber schon um 08:00 Uhr beginnt, müssen Sie und eine andere Kollegin immer wieder ihre Aufgaben mit erledigen. Da Sie sich schon oft über das Verhalten der unzuverlässigen Kollegin geärgert haben und Gespräche mit ihr keine Verhaltensänderung bewirken, sprechen Sie nun mit Ihrem Chef. Sie hoffen, dass er Ihre Kollegin zum pünktlichen Erscheinen motivieren kann. Ihr Chef ist über die von Ihnen geschilderte Tatsache sehr verärgert und möchte die Kollegin am liebsten fristlos entlassen.

a) Was muss er bedenken, bevor er eine verhaltensbedingte Kündigung aussprechen kann?

....

....

b) Formulieren Sie im Auftrag von Dr. Heine hier eine schriftliche, rechtswirksame Abmahnung. Als Hilfestellung können Sie die unten aufgeführten Schlüsselwörter verwenden.

unpünktlich • wiederholt • erheblich • Einschränkung des Praxisablaufs • unzumutbare Mehrbelastung Ihrer Kolleginnen • vertragswidrig • Störung des Betriebsfriedens • kann auf keinen Fall gebilligt werden • Pflichten aus dem Arbeitsvertrag • Verhaltensänderung • ich erwarte • andernfalls • verhaltensbedingte Kündigung • sofortige

Frau

Abmahnung **Datum**

Sehr geehrte Frau ,

Mit freundlichen Grüßen

Dr. med H. Heine

8 Entscheiden Sie in den folgenden Fällen, welche Art der Kündigung vorgenommen werden kann. Setzen Sie einen der folgenden Kündigungsgründe ein:

verhaltensbedingte Kündigung* • *personenbedingte Kündigung* • *betriebsbedingte Kündigung* • *fristlose Kündigung

Fall a)

Eine Medizinische Fachangestellte meldet sich am vorletzten Urlaubstag telefonisch bei ihrem Arbeitgeber und bittet um eine weitere Woche Urlaub. Als der Arzt dies ablehnt, droht sie damit, sie werde dann eben krank und eine Arbeitsunfähigkeitsbescheinigung einreichen. Genau das passiert dann auch und in der Praxis trifft eine AU ein. Der Arzt entschließt sich zur Kündigung der Angestellten.

Art der Kündigung: ....

Fall b)

Bei einem Arzt ist die Anzahl der Behandlungsfälle pro Quartal um ca. 20 % zurückgegangen. Er entschließt sich daher, eine Angestellte zu entlassen.

Art der Kündigung: ....

Fall c)

Eine Mitarbeiterin meldet sich aufgrund von Krankheit des Öfteren ein bis zwei Tage krank. Die häufigen Kurzerkrankungen bewirken eine erhebliche Mehrbelastung der anderen Angestellten.

Art der Kündigung: ....

Fall d)

Über den Umgangston einer Medizinischen Fachangestellten beschweren sich viele Patienten beim Arzt. Nachdem der Arzt sich davon überzeugt hat, dass die Beschwerden berechtigt sind, wird die Angestellte abgemahnt. Als sich nach einiger Zeit erneut Patienten beschweren, kündigt der Arzt der Angestellten.

Art der Kündigung: ....

9 Der Urlaubsanspruch eines Arbeitnehmers ist im Sinne des Arbeitsschutzes gesetzlich geregelt.

a) Ermitteln Sie, welchen Urlaubsanspruch eine 26-jährige Medizinische Fachangestellte aufgrund der tarifvertraglichen Regelung hat.

.... Werktage bzw. .... Arbeitstage.

b) Eine Medizinische Fachangestellte möchte einen vierzehntägigen Urlaub buchen. Sie plant, montags auf die Kanaren (1. Urlaubstag) zu fliegen und am Sonntag wieder zurückzukommen, sodass sie montags wieder arbeiten kann. Als sie in der Praxis Urlaub beantragen möchte, kommt es zu Unstimmigkeiten, der Chef sagt, sie müsse zwölf Tage Urlaub einreichen, die Kollegin hingegen sagt, dass sie mit zehn Tagen auskomme. Wer hat Recht? Begründen Sie Ihre Antwort.

11 Arbeitsgerichtsbarkeit

1 Im Laufe der Ausbildung erleben Auszubildende mitunter Schwierigkeiten mit ihren Mitarbeitern bzw. mit ihrem Chef. Wichtig ist es, dass diese Probleme von den Auszubildenden und allen an der Ausbildung Beteiligten angesprochen werden.

a) Notieren Sie in Stichpunkten die Voraussetzungen für ein gutes Gespräch. Recherchieren Sie im Internet und lesen Sie hierzu die Ausführungen im Lehrbuch auf Seite 72.

b) Welche Gedanken haben Sie, wenn Sie die Stichpunkte lesen? Notieren Sie diese und geben Sie wieder, wie Ihnen Durchhaltevermögen und geeignete Verbündete helfen können, Konflikte zu lösen.

- **Durchhaltevermögen**

- **Geeignete Verbündete und Fürsprecher**

c) Oft hilft ein Blick über den Tellerrand. In Konfliktfällen kann der Schlichtungsausschuss der Kammern angerufen werden. Ausbildungsberater der Kammern bieten Hilfe an.
Informieren Sie sich auf der Internetseite Ihrer Ärztekammer über Möglichkeiten der Schlichtung bei Streitigkeiten aus dem Ausbildungsverhältnis. Suchen Sie auf der Internetseite Ihrer Ärztekammer den für Sie zuständigen Ausbildungsberater und tragen Sie diesen hier ein:

2 Ist die Lösung eines Konflikts am Arbeitsplatz ohne Einschalten eines Gerichts nicht möglich, bleibt als letzte Möglichkeit nur der Gang vor das Arbeitsgericht. Prüfen Sie die folgenden Aussagen zum Arbeitsgerichtsverfahren und setzen Sie da, wo es nötig ist, die richtige Antwort ein.

	richtig	falsch
a) Ein Arbeitnehmer, der eine Klage vor einem Arbeitsgericht erheben will, sollte sich von seinem Berufsverband bzw. seiner Gewerkschaft oder einem Rechtsanwalt beraten lassen.	☐	☐

richtige Antwort:

	richtig	falsch
b) Dies hat den Vorteil, dass der Anwalt des Berufsverbands bzw. der von dem Arbeitnehmer gewählte Rechtsanwalt ihn vor dem Arbeitsgericht vertritt. Ohne Anwalt ist ein Verfahren nicht möglich.	☐	☐

richtige Antwort:

	richtig	falsch
c) Vor der eigentlichen Streitverhandlung findet ein Güteverfahren statt. Dessen Ziel ist es, eine gütliche Vereinbarung zu erzielen. Das Verfahren wird dadurch schnell abgeschlossen, wodurch Kosten gespart werden.	☐	☐

richtige Antwort:

Zusammenfassende Übungsaufgaben zu den Kapiteln 9, 10 und 11

In den Kapiteln 9, 10 und 11 wird deutlich, dass der Arbeitnehmer eines besonderen Schutzes bedarf. Dies betrifft die Arbeitssicherheit und den Arbeitsschutz am Arbeitsplatz beispielsweise beim Umgang mit gefährlichen Stoffen. Aber auch in seiner Position als Arbeitnehmer genießt dieser Schutz durch die Arbeitsschutzgesetze. Im Konfliktfall kann als äußerster Weg das Arbeitsgericht zur Klärung von Streitigkeiten angerufen werden. Sie sollten in diesem Bereich nun über folgende Fachkompetenzen verfügen:

- Sie beachten Unfallverhütungsvorschriften und setzen diese bei Ihrer Arbeit in der Praxis um.
- Sie nehmen Ihre Rechte als Arbeitnehmer/-in unter Beachtung der Arbeitsschutzgesetze wahr.

- Sie sind in der Lage, Konflikte am Arbeitsplatz durch Kommunikation zu lösen.
- Sie kennen den Ablauf des Arbeitsgerichtsverfahrens als letztes Instrument einer Konfliktlösung. Im Folgenden sollen Kernaussagen zu diesem Thema gefunden werden. Allerdings wurden die Silben der Aussagen umgestellt.

1.) Ordnen Sie in Partnerarbeit in einem ersten Arbeitsschritt die Silben so, dass sie eine sinnvolle Aussage ergeben.

a) ARBEIT VERHÜTUNGS SOLLEN MEDIZINISCHE VORSCHRIFTEN FACH DIE ANGESTELLTE GEFAHREN VOR BEI DER UNFALL SCHÜTZEN

b) BEI IST STOFFEN HABUNG EINE HAND SICHER GESICHERTE ZUSTELLEN GEFAHR

c) UND FÜR INFEKTIONS PATIENTEN IN SIND EINER UNER SCHUTZ LÄSSLICH PERSONAL PRAXIS

d) DEN SCHUTZ ARBEIT SICHERN ARBEITS NEHMER UM GESETZE FASSEND

e) GESETZ DERER DAS SCHUTZ SCHÜTZT IN BESON MUTTER WER WEISE MÜTTER DENDE

f) SCHUTZ UNTER KÜNDI WEGEN DER LIEGEN DEREN FOL KÜNDI GUNGS GEN SOZIALEN GUNGEN BESON GESETZEN

g) AM SPRÄCHE DURCH FLIKTE KON LÖSEN ARBEITS SIND GE ZU PLATZ

h) DER EIN VER UM GERICHTS IST ARBEITS FAHREN WEG KON ZU TE LETZTE FLIK LÖSEN

....

....

2. Bilden Sie acht Gruppen. Jede Gruppe überträgt die richtige Aussage auf ein großes Blatt (mindestens DIN A3). Unter der Aussage ist nun übersichtlich darzustellen, wie die entsprechenden Inhalte der Aussagen in der Praxis umgesetzt werden. Eine Gruppensprecherin erläutert den Mitschülerinnen die erarbeiteten Ergebnisse.

12 Sozialversicherung und Möglichkeiten der privaten Absicherung

1 Das Grundgesetz legt in Artikel 20 fest, dass die Bundesrepublik Deutschland ein „demokratischer und sozialer Bundesstaat" sein soll. Dieses sogenannte **Sozialstaatsgebot** ist geltende Verpflichtung für die Politik. Der Staat soll für den Ausgleich zwischen sozial Schwachen und sozial Starken sorgen und die Existenzgrundlagen der Bürger sichern. Hierzu betreibt der Staat die Sozialpolitik.

a) Setzen Sie in der folgenden Abbildung in die Kästchen die drei Bereiche staatlicher Sozialpolitik ein.
b) Tragen Sie darunter jeweils Beispiele für Maßnahmen des Staates zum Erreichen dieser Ziele ein.

Staatliche Sozialpolitik

umfasst

a) .... | .... | ....

b) .... | .... | ....

2 **Neuerscheinung: „Generation Girls' Day"**

Welche Erfahrungen und Perspektiven haben sich durch zehn Jahre Girls' Day – Mädchen-Zukunftstag ergeben? Haben Berufe auch in Zukunft noch ein Geschlecht? Der Girls' Day unterstützt Mädchen und junge Frauen als bundesweites Berufsorientierungsprojekt darin, ein breiteres Spektrum von Berufen kennen zu lernen und als Berufsperspektive in Erwägung ziehen zu können.

Quelle: http://www.girls-day.de/Girls_Day_Info/Daten_und_Fakten/Veroeffentlichungen/Begleitforschung_zum_Girls_Day, abgerufen am 18.09.2013

a) Welcher Bereich der Sozialpolitik wird mit einer solchen Aktion angesprochen?

....

b) Erstellen Sie ein Plakat zum Girls' Day mit folgendem Aufbau:
- Sinn und Ziel des Girls' Day,
- Vorschläge für Maßnahmen und Veranstaltungen in der Berufsschule zu diesem Tag

....	....
....	....
....	....
....	....
....	....
....	....

3

Ziel des Sozialstaates ist der Abbau erheblicher sozialer Unterschiede und die Sicherung eines angemessenen Lebensstandards für alle Teile der Bevölkerung. Ausgefüllt wird das Sozialstaatsprinzip durch die Fürsorge für Hilfsbedürftige, die Schaffung sozialer Sicherungssysteme [...] (gesetzliche Krankenversicherung, Pflegeversicherung usw.), die Herstellung von Chancengleichheit und einer gerechten, für Ausgleich der sozialen Gegensätze sorgenden Sozialordnung [...]

Quelle: http://lexexakt.de/glossar/sozialstaatsprinzip.php, abgerufen am 14.10.2011

a) Welche Grundsätze der sozialen Sicherung werden hier angesprochen?

(1) ....

....

....

....

....

(2) ....

(3) ....

b) Welchen weiteren Grundsatz der sozialen Sicherung gibt es noch?

(1) ....

....

....

....

....

....

c) Ergänzen Sie die folgende Übersicht zu den Grundsätzen der sozialen Sicherung:

Grundsätze der sozialen Sicherung

	Vorsorge	Versorgung	Fürsorge
Grundgedanke	....	....	....
Anspruchs-berechtigung **Finanzierung**	....	....	....

Zusätzlich zur Sozialversicherung besteht die Möglichkeit, sich gegen unterschiedliche Risiken wie Unfälle im privaten Bereich, Einbruchdiebstahl, Verschuldung von Unfällen usw. durch Versicherungen zu schützen.

a) Welche Möglichkeiten der individuellen Vorsorge gibt es? Setzen Sie diese in das folgende Schema ein.

b) Geben Sie Beispiele für Versicherungen in den einzelnen Bereichen unter den Kästchen an.

....	....	....
....	....	....
....	....	....

4 Prüfen Sie die folgenden Aussagen zur Sozial- und Individualversicherung.
Kreuzen Sie die zutreffenden Aussagen an.

- ☐ In der Sozialversicherung sorgen die sozialversicherungspflichtigen Arbeitnehmer gemeinschaftlich für das Alter, für den Fall von Arbeitslosigkeit, Krankheit und Pflegebedürftigkeit vor.
- ☐ Bei der Individualversicherung steht die individuelle Vorsorge im Vordergrund, zu der jeder Bürger verpflichtet ist.
- ☐ Die Beiträge zur Sozialversicherung richten sich nach dem Einkommen. Nur für bestimmte Risikogruppen, z. B. Extremsportler, werden Zuschläge erhoben.
- ☐ Die Beiträge zur Individualversicherung richten sich nach dem persönlichen Risiko.
- ☐ Viele Individualversicherung, z. B. die Erwerbsunfähigkeitsversicherung, kommen automatisch mit dem Abschluss eines Arbeitsvertrages zustande.
- ☐ Die Leistungen der Sozialversicherung sind immer abhängig von den eingezahlten Beiträgen.

5 Informieren Sie sich z. B. im Internet, welche Träger der Sozialversicherungen es gibt. Setzen Sie die Träger in das folgende Schema ein:

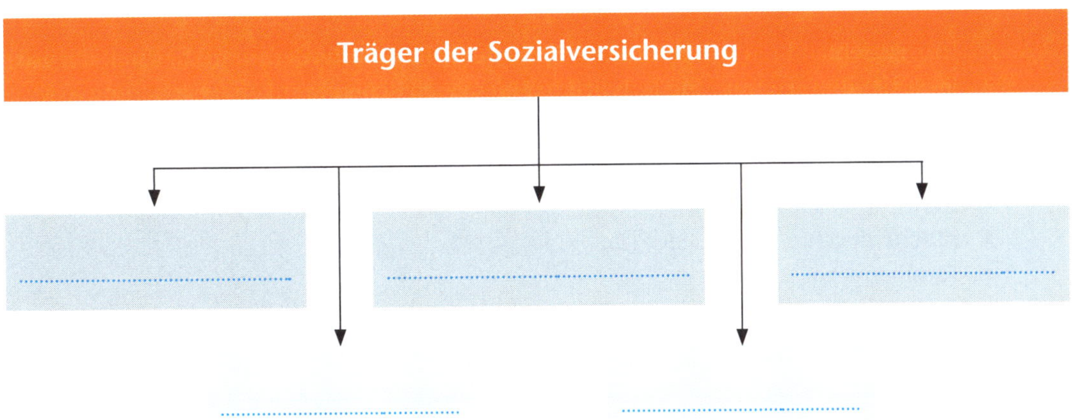

6 Prüfen Sie in Ihren Unterlagen, bei welchem Träger Sie in den unten angegebenen Sozialversicherungszweigen versichert sind:

Krankenkasse: ....

....

Rentenversicherungsanstalt: ....

....

Berufsgenossenschaft: ....

....

7 In der Sozialversicherung gelten u. a. folgende grundlegende Prinzipien:

(1) Prinzip der Versicherungspflicht
(2) Prinzip der Beitragsfinanzierung
(3) Solidaritätsprinzip
(4) Äquivalenzprinzip

Ordnen Sie den folgenden Aussagen das jeweilige Prinzip zu.

	Prinzip
Die Höhe der Rente, die man im Alter erhält, richtet sich nach den eingezahlten Beiträgen.	....
Auszubildende, die einen Ausbildungsvertrag abschließen, werden mit dem Beginn der Ausbildung Mitglied in der gesetzlichen Sozialversicherung.	....
Als Auszubildende zahlt man in Abhängigkeit von seinem Einkommen einen niedrigen Beitrag zur Krankenversicherung. Trotzdem erhält man die gleiche Leistung wie ein gut verdienender Angestellter, der höhere Beiträge zahlt.	....
Die Beiträge zu den einzelnen Zweigen der Sozialversicherung finanzieren Arbeitnehmer und Arbeitgeber je zur Hälfte. Nur in der Krankenversicherung zahlen die Arbeitnehmer zusätzlich einen Anteil von 0,9 % und in der Pflegeversicherung zahlen kinderlose Arbeitnehmer ab dem 23. Lebensjahr zusätzlich 0,25 %. Die Beiträge zur Berufsgenossenschaft muss der Arbeitgeber allein tragen.	....

8 In Deutschland hat jeder Bürger die Möglichkeit, sich für den Krankheitsfall abzusichern. Über 90 % der Bevölkerung sind Mitglied in einer gesetzlichen Krankenversicherung (GKV), 10 % sind demnach Mitglied in einer privaten Krankenversicherung (PKV). Die Mitgliedschaft in einer gesetzlichen Krankenversicherung kann auf einer unterschiedlichen Basis beruhen:

- freiwillig Versicherte (1),
- pflichtversicherte Mitglieder (2),
- Familienversicherte (3),
- Rentner (4).

Ordnen Sie die Ziffern den folgenden Beispielen zu:

Herr Müller scheidet nach über 40-jähriger Tätigkeit aus seinem Beruf aus und bleibt weiter in der BEK versichert.	......
Herr Meier ist befördert worden. Sein Gehalt liegt über der Beitragspflichtgrenze. Mit seiner Krankenkasse war er immer zufrieden, daher möchte er weiterhin dort versichert sein.	......
Sarah hat nach der Elternzeit ihren Beruf aufgegeben und kümmert sich um die Kinderbetreuung und den Familienhaushalt.	......
Anja, 13 Jahre alt, besucht noch die Schule und ist über ihren Vater in der AOK versichert.	......
Sandra wird nach der Ausbildung zur Medizinischen Fachangestellten übernommen.Sie erhält ein Tarifgehalt. Sie bleibt der DAK als Versicherte erhalten.	......
Philipp, 17 Jahre alt, geht noch zur Schule, hat aber einen sehr gut bezahlten Nebenjob, der ihm monatlich 420,00 € einbringt.	......

9 Das Ziel der gesetzlichen Krankenversicherung ist es u. a., die im Krankheitsfall anfallenden Sach- sowie Dienstleistungskosten für die Behandlung teilweise beziehungsweise vollständig zu übernehmen. Im Lehrbuch (Seite 83) finden Sie einen Text, in dem die Ziele wesentlich weiter gefasst sind.

a) Welche weiteren Ziele werden in diesem Text genannt?

....

....

b) Welche besondere Verantwortung hat hierbei der in der GKV Versicherte zu tragen?

c) Wo finden sich die gesetzlichen Regelungen zur Gesetzlichen Krankenversicherung?

10 a) In der gesetzlichen Krankenversicherung spielen die Begriffe „Beitragsbemessungsgrenze“ und „Versicherungspflichtgrenze“ (Jahresarbeitsentgeltgrenze) eine entscheidende Rolle. Erklären Sie den Begriff „Beitragsbemessungsgrenze“:

rn Sie den Begriff „Versicherungspflichtgrenze“:

11 Ursula Kaiser sucht mit erheblichen Schmerzen die Praxis von Herrn Dr. Heine auf. Die eingehende Untersuchung ergibt einen Verdacht auf einen Bandscheibenvorfall. Frau Kaiser erhält Subcutan-Spritzen in den Rücken. Weiterhin verordnet Herr Dr. Heine Medikamente und stellt eine Arbeitsunfähigkeitsbescheinigung über acht Tage aus. Zur Abklärung der Diagnose wird die Patientin an einen Radiologen überwiesen, der eine Aufnahme der Wirbelsäule erstellen soll. Mit den Röntgenaufnahmen sucht Frau Kaiser Herrn Dr. Heine auf. Sein Verdacht auf einen Bandscheibenvorfall hat sich bestätigt. Da die Schmerzen kaum nachgelassen haben und die Beweglichkeit der Patientin sehr eingeschränkt ist, verordnet Herr Dr. Heine Krankengymnastik. Frau Kaiser sucht sechsmal den Krankengymnasten auf. Sie ist weitere 14 Tage arbeitsunfähig. Trotz aller therapeutischer Maßnahmen verschlechtert sich Frau Kaisers Zustand. Ihr linkes Bein zeigt mittlerweile deutliche Ausfallerscheinungen. Herr Dr. Heine entschließt sich daher zu einer Überweisung in ein Krankenhaus. Frau Kaiser wird erfolgreich an der Bandscheibe operiert. Sie ist weitere 21 Tage arbeitsunfähig. Nach dem Krankenhausaufenthalt nimmt sie an einer stationären Rehabilitationsmaßnahme über drei Wochen teil. Erläutern Sie anhand dieses Beispiels, welche Leistungen die Krankenkasse übernimmt und welche Zuzahlungen im einzelnen Fall von der Patientin zu leisten sind.

Leistungen im Bereich der ambulanten Behandlung	Zuzahlungen
....	....
....	....
....	....
....	....
	....
	....
....	....

Leistungen im Bereich der stationären Behandlung	Zuzahlungen
....	....
....	....
	....
	....
	....

Leistungen im Bereich der Rehabilitation	Zuzahlungen
....	....
	....
	....

12 Bei den Leistungen der GKV im vorangegangenen Fall gehen wir davon aus, dass Frau Kaiser im Standardtarif versichert ist. Darüber hinaus bietet jede gesetzliche Krankenkasse Wahltarife an. Entscheiden Sie bei den folgenden Aussagen, um welchen Wahltarif es sich handelt.

a) Die gesetzliche Krankenkasse hat mit niedergelassenen Ärzten und sonstigen Leistungserbringern der ambulanten Versorgung Sonderverträge abgeschlossen. Der Versicherte ist verpflichtet, diese Anbieter im Falle einer Erkrankung aufzusuchen.

....

b) Der Versicherte verpflichtet sich, einen Teil der Behandlungskosten, den sogenannten Eigenanteil, selbst zu tragen.

....

c) Ein an Diabetes erkrankter Patient verpflichtet sich, an einem auf seine Krankheit abgestimmten Behandlungsprogrammen (DMP) teilzunehmen.

....

d) Ein gesetzlich Krankenversicherter möchte im Falle einer stationären Behandlung als Privatpatient behandelt werden. Er reicht die ihm in Rechnung gestellten Kosten bei seiner GKV ein.

....

e) Der Patient verpflichtet sich, bei einer Erkrankung zunächst immer erst einen bestimmten niedergelassenen Allgemeinmediziner aufzusuchen.

....

f) Ein Versicherter in der GKV bevorzugt im Falle einer Erkrankung mögliche Naturheilverfahren, die die Krankenkasse im Standardtarif nicht erstattet. Er schließt einen entsprechenden Vertrag mit seiner GKV ab.

....

13 Prüfen Sie die folgenden Aussagen zur gesetzlichen Krankenversicherung.
Kreuzen Sie die zutreffenden Aussagen an.

- [ ] Krankenhäuser sind mittlerweile in die ambulante Versorgung eingebunden. Ist ein Patient zuvor stationär behandelt worden, kann er weiterhin das Krankenhaus zur ambulanten Behandlung der Erkrankung aufsuchen.
- [ ] Mittlerweile bieten medizinische Versorgungszentren ihre Dienstleistungen im Rahmen der ambulanten Behandlung an. Hier arbeiten Ärzte verschiedener Fachrichtungen und Therapeuten in einer koordinierten Behandlung des Patienten eng zusammen.
- [ ] Die gesetzlichen Krankenkassen übernehmen immer alle Kosten für verschreibungspflichtige Arzneimittel mit einem Abgabepreis zum Festbetrag.
- [ ] Die gesetzliche Krankenversicherung zahlt die Kosten für Heilmittel. Versicherte über 18 Jahre müssen eine Zuzahlung von 10,00 € je Verordnung leisten und 10 % der Behandlungskosten selbst tragen.
- [ ] Grundsätzlich übernehmen die gesetzlichen Krankenversicherungen die Kosten für eine häusliche Krankenpflege, wenn eine Krankenhausbehandlung nicht möglich ist oder häusliche Pflege vermieden werden kann.
- [ ] Eine Haushaltshilfe wird von der GKV gestellt, wenn der Versicherte den Haushalt aufgrund einer Krankenhausbehandlung, einer häuslichen Krankenpflege oder im Rahmen einer Rehabilitationsmaßnahme nicht führen kann.

14 Mit einer Vielzahl von Leistungen zur Vorsorge unterstützen die gesetzlichen Krankenkassen ihre Versicherten dabei, die Gesundheit zu erhalten. Tragen Sie in die folgende Tabelle ein, ab welchem Alter die Versicherten Anspruch auf die genannte Vorsorgeuntersuchung haben. Ergänzen Sie in der dritten Spalte, nach welcher Zeit die nächste Vorsorgeuntersuchung fällig ist.

Untersuchung	Alter	Häufigkeit
Krebsfrüherkennung Frauen		
Krebsfrüherkennung Männer		
Untersuchung auf Zahn-, Mund- und Kieferkrankheiten		
Zahnvorsorgeuntersuchung		
Kinder und Jugenduntersuchungen U-Untersuchungen J-Untersuchungen		
Schwangerschaftsvorsorgeuntersuchung		

15 Im Eingangsbeispiel zum Kapitel 10 berichtet Melanie, die in der Praxis von Herrn Dr. Heine arbeitet, dass sie schwanger ist. Nennen Sie fünf wesentliche Leistungen, auf die Versicherte einer gesetzlichen Krankenversicherung im Fall von Mutterschaft Anspruch haben.

(1) ....

(2) ....

....

(3) ....

(4) ....

....

(5) ....

(6) ....

16 Ergänzen Sie den folgenden Lückentext zur Pflegeversicherung. Setzen Sie hierzu die Textteile unten sinnvoll ein.

Was ist die Pflegeversicherung?

Am 1. Januar 1995 wurde die letzte große Lücke in der sozialen Versorgung geschlossen: Seither gibt es die Pflegeversicherung als neuen eigenständigen Zweig der • .... (5. Säule). Da prinzipiell jeder einmal auf diese Hilfe angewiesen sein kann, wurde schon bei der Einführung der Pflegeversicherung eine umfassende • .... für alle gesetzlich und privat Versicherten festgelegt. Das bedeutet: Jeder, der gesetzlich krankenversichert ist, ist automatisch in der sozialen Pflegeversicherung versichert, und jeder privat Krankenversicherte muss eine private Pflegeversicherung abschließen.

Die Ausgaben der sozialen Pflegeversicherung werden durch • .... finanziert, die Arbeitnehmer und Arbeitgeber • .... entrichten. Wann und wie viel Leistungen ein Pflegebedürftiger aus der Versicherung bekommt, hängt von • .... der Hilfebedürftigkeit ab. Braucht jemand nur Hilfe beim täglichen Waschen und Einkaufen? Kann die Person allein essen oder nicht? Kann sie zu Hause wohnen oder braucht sie rund um die Uhr Betreuung? Je nach Umfang des Hilfebedarfs gibt es verschiedene • .... Die Pflegeversicherung gibt dabei den Pflegebedürftigen die Möglichkeit, selbst zu entscheiden, wie und von wem sie gepflegt werden wollen. Sie haben die Wahl, Hilfe von professionellen Fachkräften in Anspruch zu nehmen, oder sie bekommen • .... , das sie den pflegenden Angehörigen als finanzielle Anerkennung geben können. Oberstes Ziel ist es, den pflegebedürftigen Menschen weitestgehend ein • .... zu ermöglichen. Allerdings deckt die soziale Pflegeversicherung häufig nicht • .... ab, den Rest trägt der Pflegebedürftige oder seine Familie selbst. Sie wird deshalb auch als „Teilkasko-Versicherung" oder „Kernsicherungssystem" bezeichnet. Im Elften Buch des Sozialgesetzbuches (SGB XI) finden sich alle wichtigen Regelungen zur Pflegeversicherung.

• ***Geld*** • ***Versicherungspflicht*** • ***Beiträge*** • ***Grad und Dauer*** • ***alle Kosten der Pflege*** • ***Sozialversicherung*** • ***je zur Hälfte*** • ***selbstbestimmtes Leben*** • ***Pflegestufen***

Vgl. Ratgeber zur Pflege – Alles, was Sie zur Pflege wissen müssen. Hrsg.: Bundesministerium für Gesundheit

17 Ausgehend vom Umfang des jeweiligen Hilfebedarfs werden entsprechend den gesetzlichen Vorgaben genau **drei Pflegestufen** unterschieden. Die Höhe der Leistungen richtet sich dann nach der bescheinigten Pflegestufe. Die Einstufung erfolgt in der Regel durch ein Gutachten des Medizinischen Dienstes der Krankenversicherung (MDK). Bei privaten Krankenversicherungen übernehmen dies private Gesellschaften für medizinische Gutachten). Informieren Sie sich, wie die drei Pflegestufen definiert sind. Suchen Sie hierzu entsprechende Seiten im Internet auf. Informationen finden Sie u. a. auf den Seiten:

http://www.deutsche-privat-pflege.de
http://www.bmg.bund.de/pflege/pflegebeduerftigkeit/pflegestufen.html
http://www.pflegestufe.info/pflege/pflegebedarf.html

Fassen Sie die wesentlichen Voraussetzungen für die Einstufung in die entsprechende Pflegestufe zusammen.

Pflegestufe I ....

Pflegestufe II ....

Pflegestufe III ....

18 Aus welchem Grunde wurde die sogenannte Pflegestufe 0 eingeführt?

....

19 Folgender Text findet sich zur Auswahl eines ambulanten Pflegedienstes auf der Internetseite der Verbraucherzentrale Baden-Württemberg.

Noten für ambulante Pflegedienste

Das Angebot an ambulanten Pflegediensten ist nahezu unüberschaubar. Neben gemeinnützigen Trägern gibt es eine Vielzahl privater Anbieter, die um die Gunst der Pflegebedürftigen und ihrer Angehörigen konkurrieren. Wer bislang einen ambulanten Pflegedienst gesucht hat, fand nur schwer verlässliche Informationen über die Qualität der verschiedenen Anbieter. Betroffene waren auf Auskünfte aus dem Bekanntenkreis oder auf ihren eigenen Eindruck, z. B. nach einem persönlichen Gespräch mit dem Pflegedienst, angewiesen.

Inzwischen ist gesetzlich geregelt: Bis Ende 2010 mussten alle Pflegeeinrichtungen mindestens einmal vom Medizinischen Dienst der Krankenversicherung (MDK) geprüft worden sein. 2011 wird ein jährlicher Prüfturnus des MDK eingeführt. Alle Prüfungen sollen grundsätzlich unangemeldet erfolgen. Die Ergebnisse aus diesen Prüfungen der ambulanten Pflegedienste werden im Internet als sogenannte „Transparenzberichte" nach einem einheitlichen Schema „mit Schulnoten" veröffentlicht. [...]

Checkliste für die Wahl eines ambulanten Pflegedienstes

Grundsätzlich gilt: Bevor Sie sich auf die Suche nach einem ambulanten Pflegedienst machen, sollten Sie genau überlegen, welche Hilfe beispielsweise für Pflege, Hauswirtschaft oder Betreuung notwendig ist.

Hinweise darauf finden Sie etwa im Gutachten des Medizinischen Dienstes der Kassen. Auch Ihr Hausarzt kann Sie darüber informieren. Anschließend sollten Sie klären, wie die benötigte Hilfe erbracht werden kann. Was können Familienmitglieder oder Nachbarn leisten? Wofür möchten Sie professionelle Kräfte einsetzen?

Entscheiden Sie sich für den Einsatz professioneller Dienste, sollten Sie sich auf jeden Fall Zeit nehmen, mehrere Anbieter vor Vertragsabschluss zu vergleichen. Denn die Leistungen und Preise der Pflegedienste können durchaus unterschiedlich sein. Die Anschriften der Pflegedienste in Ihrer Nähe und eine Preisvergleichsliste erhalten Sie bei Ihrer Pflegekasse.

Bei der Auswahl des geeigneten Anbieters können die Transparenzberichte und unsere nachfolgende Checkliste Hilfestellung leisten. [...]

Quelle: http://www.vz-bawue.de/UNIQ131702275302385/link781671A.html, abgerufen am 28.08.2013

a) Erläutern Sie anhand des Textes, wie ambulante (häusliche) Pflege organisiert werden kann.

b) Welche weitere Form der Pflege wird insbesondere bei Schwerstpflegebedürftigen notwendig?

c) Welche Hilfen stehen bei der Auswahl eines ambulanten Pflegedienstes zur Verfügung?

20 Im Internet findet sich folgender Text zur Unfallversicherung.

a) Markieren Sie den Text so, dass Begriff und Sinn von Unfallversicherungen deutlich werden.

b) Suchen Sie zu allen drei Abschnitten eine kurze Überschrift, die den Inhalt des betreffenden Abschnitts zusammenfasst.

Die **gesetzliche Unfallversicherung** hat die Aufgabe, Arbeitsunfälle und Berufskrankheiten sowie arbeitsbedingte Gesundheitsgefahren zu verhüten, bei Arbeitsunfällen oder Berufskrankheiten die Gesundheit und die Leistungsfähigkeit wieder herzustellen und die Versicherten oder ihre Hinterbliebenen durch Geldleistungen zu entschädigen.

Tritt ein Versicherungsfall ein, so erbringt die gesetzliche Unfallversicherung

- eine umfassende Heilbehandlung,
- Leistungen zur Teilhabe am Arbeitsleben (z. B. eine Umschulung),
- Leistungen zur Teilhabe am Leben in der Gemeinschaft und ergänzende Leistungen,
- Geldleistungen an Versicherte und Hinterbliebene.

Quelle: http://www.deutsche-sozialversicherung.de/de/unfallversicherung/leistungen.html, abgerufen am 21.08.2013, herausgegeben von: Deutsche Sozialversicherung Europavertretung im Auftrag der Spitzenverbände der Deutschen Sozialversicherung, Brüssel, Belgien

Die Gliedertaxe in der Unfallversicherung gilt als Bemessungsgrundlage für die Invaliditätsentschädigung aus einer Unfallversicherung. Nach der Gliedertaxe wird in der Unfallversicherung der Invaliditätsgrad bemessen.

Die Gliedertaxe bewertet nach einem Unfall prozentual den Verlust von bestimmten Körperteilen und Sinnesorganen. Die Funktionsunfähigkeit wird dem Verlust gleichgestellt. Die sich nach der Gliedertaxe in der Unfallversicherung ergebenden Invaliditätsgrade stellen feste Entschädigungsgrenzen dar. Höhere oder geringere Invaliditäten sind für die in der Gliedertaxe erfassten Körperteile (Sinnesorgane) insofern ausgeschlossen.

Quelle: http://www.unfallmaxx.de/gliedertaxe_unfallversicherung.htm, abgerufen am 21.08.2013

21 a) Kennzeichnen Sie die Fälle, für die Ihrer Meinung nach ein Versicherungsschutz durch die gesetzliche Unfallversicherung besteht bzw. für die Leistungen die von der Berufsgenossenschaft bezahlt werden.

Jenny musste aufgrund erheblicher berufsbedingter Hautprobleme ihren Beruf aufgeben und schult nun um.	☐
Sarah wirft auf dem dem Weg von der Praxis zu ihrer Wohnung bei ihrer Freundin noch schnell eine Einladungskarte in den Briefkasten, wofür sie nur einen kleinen Umweg gehen musste. Vor der Haustür ihrer Freundin wird sie von einem Radfahrer angefahren und verletzt.	☐
Lisa wird Zeugin eines Autounfalls. Da sie ja, wie wir alle, zur Ersten Hilfe verpflichtet ist, eilt sie sofort zur Unfallstelle und sichert diese ab, da sich schon andere Personen um die Verletzten kümmern. Als sie ein Fahrrad mit Totalschaden von der Straße zieht, schneidet sie sich am Schutzblech. Die Schnittwunde an ihrer rechten Hand muss ärztlich behandelt werden.	☐
Lisas Freund studiert seit ein paar Monaten. Beim Besuch der Mensa rutscht er auf der Treppe aus und bricht sich das Schlüsselbein.	☐
Die neue Auszubildende einer Arztpraxis hat zurzeit viel Pech. Zuerst stürzt sie mit dem Fahrrad auf dem direkten Arbeitsweg, dann wird ihr bei einem kleinen Eingriff übel, und sie fällt mit dem Kopf genau auf eine Stuhlkante. Sie trägt eine Platzwunde davon, die ärztlich versorgt werden muss.	☐

b) Um welche Art von Unfall handelt es sich bei den Fällen, in denen die gesetzliche Unfallversicherung zu Leistungen verpflichtet ist?

....

....

....

22 Bei der Berufsgenossenschaft für Gesundheitsdienst und Wohlfahrtspflege finden sich Hinweise für die Ursachen von Arbeitsunfällen und arbeitsbedingten Allergien:

Latexallergien: Ursachen und Symptome

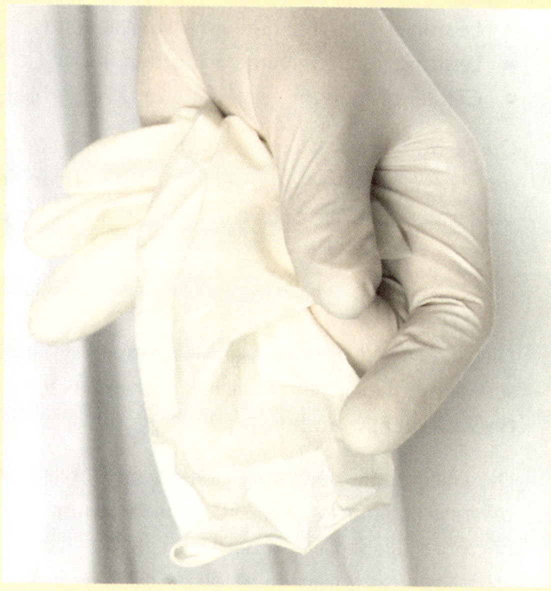

Sie sollen schützen und können krank machen: Arbeitshandschuhe aus Naturlatex. Die Proteine aus der Milch des tropischen Gummibaumes können Allergien verursachen. Von der Handschuhoberfläche gelangen sie in Haut und Atemwege. Das Allergierisiko steigt mit zunehmendem Gehalt von Latexproteinen im Handschuh. Gepuderte Handschuhe sind besonders gefährlich. Sie enthalten in der Regel deutlich höhere Proteinkonzentrationen, die sich zudem grundsätzlich am Puder anlagern. Beim An- und Ausziehen werden die Allergieauslöser durch die Luft gewirbelt und verteilt. Die Benutzung gepuderter Latexeinmalhandschuhe ist deshalb nicht mehr gestattet (Technische Regel für Gefahrstoffe 401).

Bei der Latexollergie handelt es sich überwiegend um eine Allergie des Soforttyps. [...]

Besonders betroffen sind alle, die häufig mit Latex in Kontakt kommen: Ärzte, Personal im Krankenhaus und Zahnmedizinische Fachangestellte, aber auch mehrfach operierte Personen. Im Gesundheitsdienst ist bereits jeder zehnte Beschäftigte sensibilisiert. Auch Menschen, die unter Ekzemen, anderen Allergien oder Neurodermitis leiden, sind gefährdet (Atopiker). [...]

Berufsgenossenschaft für Gesundheitsdienst und Wohlfahrtspflege (BGW): Achtung Allergiegefahr, http://www.bgw-online.de/SharedDocs/Downloads/DE/Medientypen/bgw-themen/M621_Achtung%20Allergiegefahr_Download.pdf?__blob=publicationFile, abgerufen am 24.09.2014

a) Welche Erfahrungen haben Sie in Ihrer Praxis mit der Nutzung von Latexhandschuhen gemacht? Haben in Ihrer Praxis KollegInnen Allergien durch die Nutzung dieser Handschuhe? Welche Schutzmaßnahmen sind in diesem Falle möglich?

....

....

Mehr als jeder zweite Arbeitsunfall trifft Hand oder Fuß – BGW: Stürzen, Stolpern und Ausrutschen sind die Hauptursachen

Bei Arbeitsunfällen werden meist die Hände und Finger verletzt, mit großem Abstand gefolgt von Füßen und Zehen. Das zeigen Zahlen der Berufsgenossenschaft für Gesundheitsdienst und Wohlfahrtspflege (BGW), die als zweitgrößte gesetzliche Unfallversicherung in Deutschland für rund sieben Millionen Versicherte in Gesundheits-, Pflege-, Sozial- und Beautyberufen zuständig ist. Bei über einem Drittel der gemeldeten Arbeitsunfälle traf es die Hände oder die Finger, bei weiteren 20 % die Füße oder Zehen. Auch Beine und Knie (15 %) sowie Arme und Schultern (10 %) trugen relativ häufig Verletzungen davon.

„Am häufigsten passieren Stürze", berichtet BGW-Experte Dirk Römer, „z. B. auf glatten oder rutschigen Fußböden, auf Treppen, durch Stolperfallen, zu locker sitzendes Schuhwerk oder hohe Absätze." Dass dabei Hände und Finger noch öfter verletzt werden als Füße und Zehen, verwundert im ersten Moment. „Die meisten Menschen versuchen, sich beim Fallen mit den Händen abzufangen", erklärt Römer.

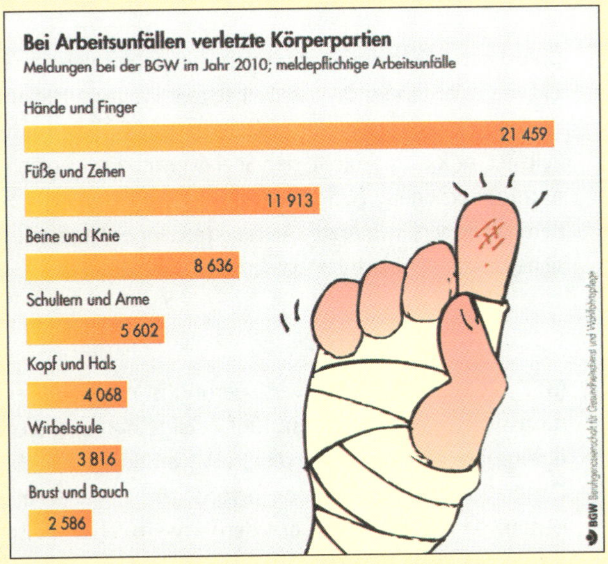

Quelle: http://www.presseportal.de/pm/77149/2058535/mehr-als-jeder-zweite-arbeitsunfall-trifft-hand-oder-fuss-bgw-stuerzen-stolpern-und-ausrutschen, abgerufen am 01.10.2014

b) Welche Schutzmaßnahmen werden in Ihrer Ausbildungspraxis ergriffen, um die oben genannten Berufsunfälle bzw. Berufskrankheiten zu vermeiden?

23 Eine Medizinische Fachangestellte ist in der Praxis schwer gestürzt. Mit einer Fraktur des rechten Handgelenks wird sie in ein Krankenhaus eingeliefert. Das Handgelenk muss operiert werden. Der Krankenhausaufenthalt beträgt zwölf Tage. Nach dem Krankenhausaufenthalt ist sie weitere sechs Wochen krankgeschrieben. In dieser Zeit erhält sie aufgrund einer Verordnung ihres behandelnden Arztes eine krankengymnastische Behandlung zur Mobilisierung des Gelenks. Nennen und erläutern Sie kurz die Leistungen, die im Zusammenhang mit diesem Arbeitsunfall von der gesetzlichen Unfallversicherung übernommen werden.

24 Lesen Sie folgenden Text zur Rentenversicherung.

....

(1) Wer in Deutschland bei einem Arbeitgeber sozialversicherungspflichtig beschäftigt ist, zahlt automatisch in die gesetzliche Rentenversicherung ein. Die Beiträge werden vom Bruttogehalt abgezogen, sodass der Arbeitnehmer keine Wahlmöglichkeit hat. Diese Zwangsteilnahme dient letztlich der Finanzierung der Renten aller Beschäftigten in Deutschland und beruht auf dem Solidarprinzip.

....

(2) Zu den Pflichtversicherten gehören neben den abhängig Angestellten zum Beispiel Wehr- und Zivildienstleistende, diverse Selbstständige, wie Hebammen, Publizisten oder Künstler und Gewerbetreibende, sofern sie keine sozialversicherungspflichtigen Arbeitnehmer beschäftigen. Selbstständige, die nicht der Sozialversicherungspflicht unterliegen, können sich freiwillig (per Antrag) versichern. [...]
Berufsgruppen, wie Ärzte, Architekten, Ingenieure oder Rechtsanwälte, können sich von der Versicherungspflicht befreien lassen.

....

(3) Die gesetzliche Rentenversicherung ist ein wichtiger Bestandteil des deutschen Sozialversicherungssystems, das insgesamt fünf Zweige hat, und dient der Absicherung der abhängig Beschäftigten. Ihre Grundlage hat die „GRV" im Sozialgesetzbuch VI (SGB VI). Die GRV basiert auf dem Generationenvertrag. Dessen ursprüngliche Idee war es, dass jeder abhängig Beschäftigte die Renten derer bezahlt, die aus dem Erwerbsleben ausscheiden, und dabei gleichzeitig einen Anspruch auf seine eigene spätere Rente erwirbt. Dieses Verfahren wird Umlageverfahren genannt. Mit Vollendung des 65. Lebensjahres ist in Deutschland das Renteneintrittsalter erreicht. Jeder Versicherte kann vorzeitig bzw. später in Rente gehen. Beantragt er die Rente vor Vollendung des 65. Lebensjahres, fällt diese entsprechend geringer aus. Arbeitet er länger, erhöht sich seine Rente. Am 29. November 2006 hat die Bundesregierung beschlossen, das Rentenalter bis zum Jahr 2029 stufenweise auf 67 Jahre anzuheben.

....

(4) In der GRV bilden alle Beitragszahler, wie es fast alle Arbeitnehmer, Arbeitgeber und viele Selbstständige in Deutschland sind, eine Solidargemeinschaft. Sie finanzieren die Renten der jetzigen Rentner und erwerben gleichzeitig einen Rechtsanspruch auf ihre eigene zukünftige Rente. Zudem unterstützt die Solidargemeinschaft die Rentner, indem sie Leistungen zur Rehabilitation trägt und Zuschüsse zu deren Krankenversicherungen gibt. Die Versichertenbeiträge werden nicht angespart, sondern sofort wieder für die laufenden Ausgaben verwendet (siehe Generationenvertrag und Umlageverfahren).

Quelle: http://www.hilfreich.de/die-gesetzliche-rente-ein-klassiker_5876, abgerufen am 21.08.2013

a) Erstellen Sie eine passende Überschrift für den gesamten Text und Teilüberschriften für jeden Abschnitt. Tragen Sie die Überschriften auf den im Text vorgegebenen Linien ein.

b) Fassen Sie stichwortartig die wichtigsten Aussagen der einzelnen Abschnitte zusammen.

Abschnitt (1) ....

....

Abschnitt (2) ....

....

Abschnitt (3) ....

....

Abschnitt (4) ....

....

....

25 Prüfen Sie die folgenden Aussagen zur Rentenversicherung.
Kreuzen Sie die zutreffenden Aussagen an.

- ☐ Finanziert werden die Renten einzig und allein durch die Beiträge, die von den Versicherungspflichtigen erhoben werden.
- ☐ Arbeitgeber und Arbeitnehmer tragen den Beitrag zur Rentenversicherung je zur Hälfte.
- ☐ Die Höhe des Beitrages richtet sich nach dem Nettoverdienst des sozialversicherungspflichtigen Arbeitnehmers.
- ☐ Beiträge werden nur bis zur Beitragsbemessungsgrenze erhoben. Darüber hinaus gehende Anteile des Arbeitseinkommens sind beitragsfrei.
- ☐ Die Beiträge, die Arbeitgeber und Arbeitnehmer zu zahlen haben, werden angespart und dann dem jeweiligen Arbeitnehmer beim Eintritt ins Rentenalter als Rente ausgezahlt.
- ☐ Durch das Ansparen der Rentenbeiträge kann eine Rente von ca. 70 % des Nettoverdienstes garantiert werden.

26 Die folgende Abbildung zeigt die Entwicklung der Bevölkerungszahlen. Interpretieren Sie diese Statistik und überlegen sich die Folgen, die diese Entwicklung voraussichtlich auf den Generationenvertrag haben wird. Hierzu können Sie auch in Ihrem Lehrbuch auf Seite 96 nachlesen.

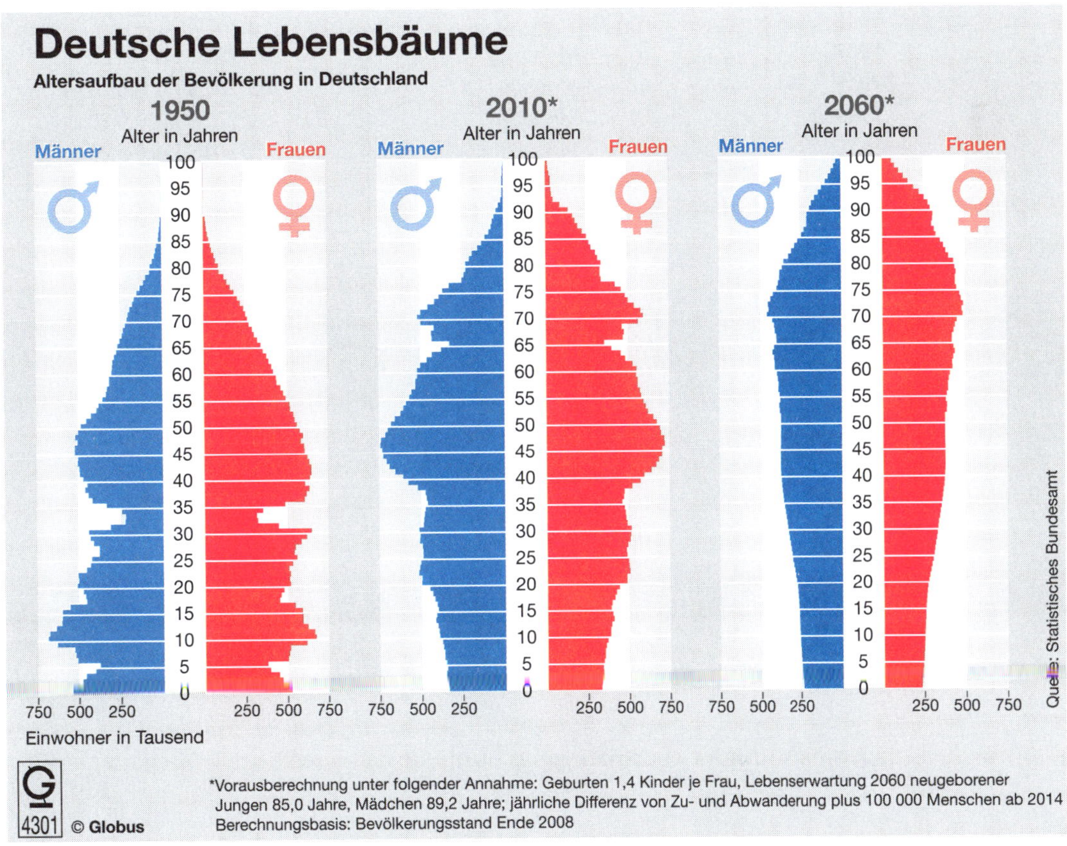

27 Um eine Rente am Ende der Berufstätigkeit zu erhalten (Altersruhegeld), muss man die Altersgrenze erreicht haben und regelmäßig Beiträge in die Rentenversicherung eingezahlt haben. Zur Festlegung der Altersgrenze gilt folgende Neuregelung:

In der deutschen gesetzlichen Rentenversicherung (GRV) ist der Anspruch auf die **Regelaltersrente** dann gegeben, wenn der Rentenversicherte die Regelaltersgrenze erreicht und die allgemeine Wartezeit von fünf Jahren erfüllt hat, § 35 Sechstes Buch Sozialgesetzbuch (SGB VI). Nach § 35 Satz 2 SGB VI wird die Regelaltersgrenze mit Vollendung des 67. Lebensjahres erreicht. Allerdings verbleibt die Regelaltersgrenze für vor dem 1. Januar 1947 Geborene bei 65 Jahren, § 235 Absatz 2 Satz 1 SGB VI. Für Versicherte, die nach dem 31. Dezember 1946 geboren sind, erhöht sich die Regelaltersgrenze gemäß nebenstehender Tabelle.

Geburtsjahr	Regelaltersgrenze	Erreichen der Regelaltersgrenze
1946	65	
1947	65 + 1 Monat	02/2012 bis 01/2013
1948	65 + 2 Monate	03/2013 bis 02/2014
1949	65 + 3 Monate	04/2014 bis 03/2015
1950	65 + 4 Monate	05/2015 bis 04 2016
1951	65 + 5 Monate	06/2016 bis 05/2017
1952	65 + 6 Monate	07/2017 bis 06/2018
1953	65 + 7 Monate	08/2018 bis 07/2019
1954	65 + 8 Monate	09/2019 bis 08/2020
1955	65 + 9 Monate	10/2020 bis 09/2021
1956	65 + 10 Monate	11/2021 bis 10/2022
1957	65 + 11 Monate	12/2022 bis 11/2023
1958	66	01/2024 bis 12/2024
1959	66 + 2 Monate	03/2025 bis 02/2026
1960	66 + 4 Monate	05/2026 bis 04/2027
1961	66 + 6 Monate	07/2027 bis 06/2028
1962	66 + 8 Monate	09/2028 bis 08/2029
1963	66 + 10 Monate	11/2029 bis 10/2030
1964	67	01/2031 bis 12/2031

Vgl. http://de.wikipedia.org/wiki/Regelaltersgrenze, abgerufen am 24.06.2014

a) Ermitteln Sie für Ihren Geburtsjahrgang, wann Sie das gesetzliche Rentenalter erreichen.

b) Welche Gründe haben Ihrer Meinung nach zu einer Anhebung der Regelaltersgrenze geführt? (Vergleichen Sie hierzu auch die vorhergehende Aufgabe.)

....

....

....

....

....

....

28 Neben der gesetzlichen Rentenversicherung als Teil einer Basisversorgung sollten weitere Möglichkeiten einer privaten Altersvorsorge genutzt werden.

a) Welche drei Schichten (Drei-Schichten-Modell) werden in diesem Zusammenhang unterschieden?

....

....

....

b) Welche besonderen Möglichkeiten zur privaten Altersvorsorge werden Medizinischen Fachangestellten geboten, für deren Arbeitsvertrag die tarifvertraglichen Regelungen gelten?

....

....

....

....

....

29 Im folgenden Text zur Arbeitslosenversicherung wurden die einzelnen Abschnitte vertauscht. Bringen Sie die Abschnitte in eine Reihenfolge, die Sie für sinnvoll halten. Hierzu tragen Sie in die Kästchen die Nummern von 1 bis 5 ein.

- ☐ Pflichtversichert sind Arbeiter, Angestellte und Auszubildende.
- ☐ Das sogenannte „Arbeitslosengeld II", das im Rahmen der Hartz-Reformen die alte Arbeitslosenhilfe und die Sozialhilfe ersetzt hat, wird nicht aus der Arbeitslosenversicherung gezahlt, sondern ist steuerfinanziert.
- ☐ Die Arbeitslosenversicherung gehört im sozialen Sicherungssystem der Bundesrepublik Deutschland zu den Sozialversicherungen. Übergreifend wird sie auch als „Versicherungszweig der Arbeitsförderung" bezeichnet. Träger der Arbeitslosenversicherung ist die Bundesagentur für Arbeit in Nürnberg.
- ☐ Die Zeit, für die man Arbeitslosengeld I erhält, ist abhängig vom Lebensalter und davon, wie lange ein Pflichtversicherter in den letzten fünf Jahren arbeitslosenversicherungspflichtig war. Nach 12 Monaten Versicherungspflicht besteht eine Anspruchsdauer von sechs Monaten. Diese Anspruchsdauer steigt nach 24 Beitragsmonaten auf ein Jahr. Ältere Arbeitnehmer erhalten ab Vollendung des 50. Lebensjahres unter bestimmten Voraussetzungen über das eine Jahr hinaus Arbeitslosengeld I.
- ☐ Die Arbeitslosenversicherung speist sich zu jeweils gleicher Höhe aus Beiträgen der Arbeitnehmer und Arbeitgeber. Sie beträgt im Jahr 2014 3,0 % des Bruttolohns.

30 Klara schließt zum Schuljahresende die Schule mit der Fachoberschulreife ab. Sie hat noch keine Vorstellungen, welchen Beruf sie erlernen möchte. Da erhält sie in der Schule den Tipp, sich doch einmal an die örtliche Agentur für Arbeit zu wenden.

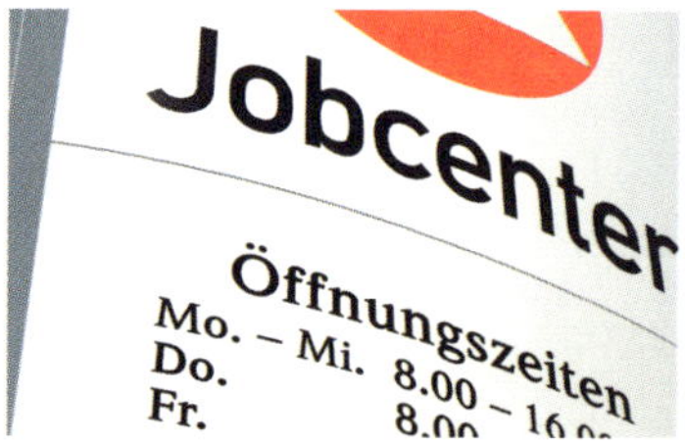

a) Welche umfassenden Leistungen erbringt die Bundesagentur, die Klara in ihrer Situation weiterhelfen? Gehen Sie hierzu auch auf die Internetseite „arbeitsagentur.de".

b) Rufen Sie im Internet das Online-Magazin der Berufsberatung http://berufenet.arbeitsagentur.de/berufe/auf. Geben Sie als Suchwort „Medizinische Fachangestellte" ein. Schauen Sie sich die vorhandenen Beiträge zu http://berufenet.arbeitsagentur.de/berufe/ Beruf an.

31 Nadine arbeitet nun seit vier Jahren in einer gynäkologischen Praxis. Da die Praxis rückläufige Patientenzahlen verzeichnet, ist die Arbeitgeberin gezwungen, Nadine zu entlassen. Nadine findet nun keine neue Arbeitsstelle und muss Arbeitslosengeld I beanspruchen.

a) Informieren Sie sich mithilfe von Fachliteratur oder im Internet, welche Voraussetzungen Nadine erfüllen muss, um Arbeitslosengeld I zu bekommen. Tragen Sie diese Voraussetzungen in die folgenden Zeilen ein.

b) Wie hoch wird die voraussichtliche Zahlung des Arbeitslosengeldes I sein, wenn Nadine zuletzt 1 128,00 € netto verdient hat?

32 Prüfen Sie die folgenden Aussagen zum Arbeitslosengeld II. Kreuzen Sie die **nicht** zutreffenden Aussagen an.

- ☐ Hat ein Arbeitsloser nach dem Auslaufen des Arbeitslosengeldes I noch keine Arbeit gefunden, hat er Anspruch auf die Grundsicherung für Arbeitssuchende (Arbeitslosengeld II).
- ☐ Die Grundsicherungsleistung wird an erwerbsfähige und nicht erwerbsfähige Hilfsbedürftige gezahlt.
- ☐ Bei der Bewilligung der Grundsicherung werden Teile des Vermögens des Arbeitslosen angerechnet.
- ☐ Das Arbeitslosengeld II ist nicht als Hilfe auf Dauer vorgesehen. Der Arbeitslose soll, entsprechend dem Grundsatz „Fördern und Fordern" durch eigene Initiative und verschiedene Maßnahmen wieder in ein Arbeitsverhältnis gebracht werden.

☐ Der hilfsbedürftige Arbeitslose erhält einen Regelsatz ausbezahlt, mit dem er alle Kosten, z. B. Miete, Heizung, Lebensmittel usw., bestreiten muss.

☐ Die Kosten für Miete und Heizung werden, soweit es sich um angemessene Kosten handelt, als zusätzliche Leistungen bezahlt.

33 Entscheiden Sie bei den folgenden Aussagen zur Sozialhilfe, ob diese richtig oder falsch sind. Tragen Sie gegebenenfalls die korrekte Antwort ein.

	richtig	falsch
(1) Sozialhilfe bekommt, wer als Hilfesuchender nachweist, dass er bedürftig ist, d. h. über kein Einkommen und Vermögen verfügt, und nicht zusammenlebt mit einem Partner, der erwerbsfähig ist.	☐	☐

Richtige Antwort: ....

	richtig	falsch
(2) Die Sozialhilfe ist eine von den Wohlfahrtsverbänden organisierte Hilfeleistung. Diese nehmen die Anträge auf Sozialhilfe entgegen.	☐	☐

Richtige Antwort: ....

....

	richtig	falsch
(3) Das Sozialamt prüft in jedem Fall, ob ein Hilfesuchender nicht Unterhalt von Angehörigen oder vom früheren Ehepartner zu bekommen hätte. Dabei werden alle möglichen Angehörigen zu Unterhaltszahlungen herangezogen.	☐	☐

Richtige Antwort: ....

	richtig	falsch
(4) Sozialhilfe soll dem Empfänger eine Lebensführung ermöglichen, die der Würde des Menschen entspricht.	☐	☐

34 Bei der privaten Vorsorge werden im Wesentlichen drei Versicherungsarten unterschieden. Setzen Sie diese in die folgende Übersicht ein und tragen Sie in den Zeilen darunter jeweils Beispiele für die entsprechende Versicherungsart ein:

....	....	....
....	....	....
....	....	....
....	....	....
....	....	....

35 Über welche drei Versicherungen sollten Sie als Medizinische Fachangestellte verfügen? Nennen Sie diese Versicherungen und erläutern Sie kurz die Risiken, die durch diese Versicherungen abgedeckt werden.

....

....

....

36 Prüfen Sie Ihr Wissen zu den Möglichkeiten einer privaten Absicherung anhand des folgenden Kreuzworträtsels:

1. Versicherung, die von allen abgeschlossen werden muss, die nicht Mitglied in einer gesetzlichen Krankenversicherung sind
2. Sichert die wirtschaftlichen Folgen von Privatunfällen ab
3. Erfreut den Versicherten am Ende der Laufzeit
4. Ermöglicht eine privatärztliche Behandlung im Krankenhaus
5. Erhält man als Urkunde beim Abschluss einer Versicherung
6. Sichert die Familienangehörigen im Falle des Todes des Erwerbstätigen ab
7. Diese Versicherungen dienen dem Ersatz von Sachschäden
8. Im Falle eines Schadens ersetzt sie Gegenstände des Haushalts
9. Zum Ersatz von Personenschäden, die man aus Versehen anderen zugefügt hat, unerlässlich
10. Für Fahranfänger sind ihre Beiträge schmerzhaft hoch
11. Absicherung für den Fall, dass der Beruf nicht mehr ausgeübt werden kann
12. Sollte bei einer Reise ins Ausland unbedingt abgeschlossen werden
13. Vor Gericht wird es ohne sie teuer
14. Jeder Arzt muss diese Versicherung haben

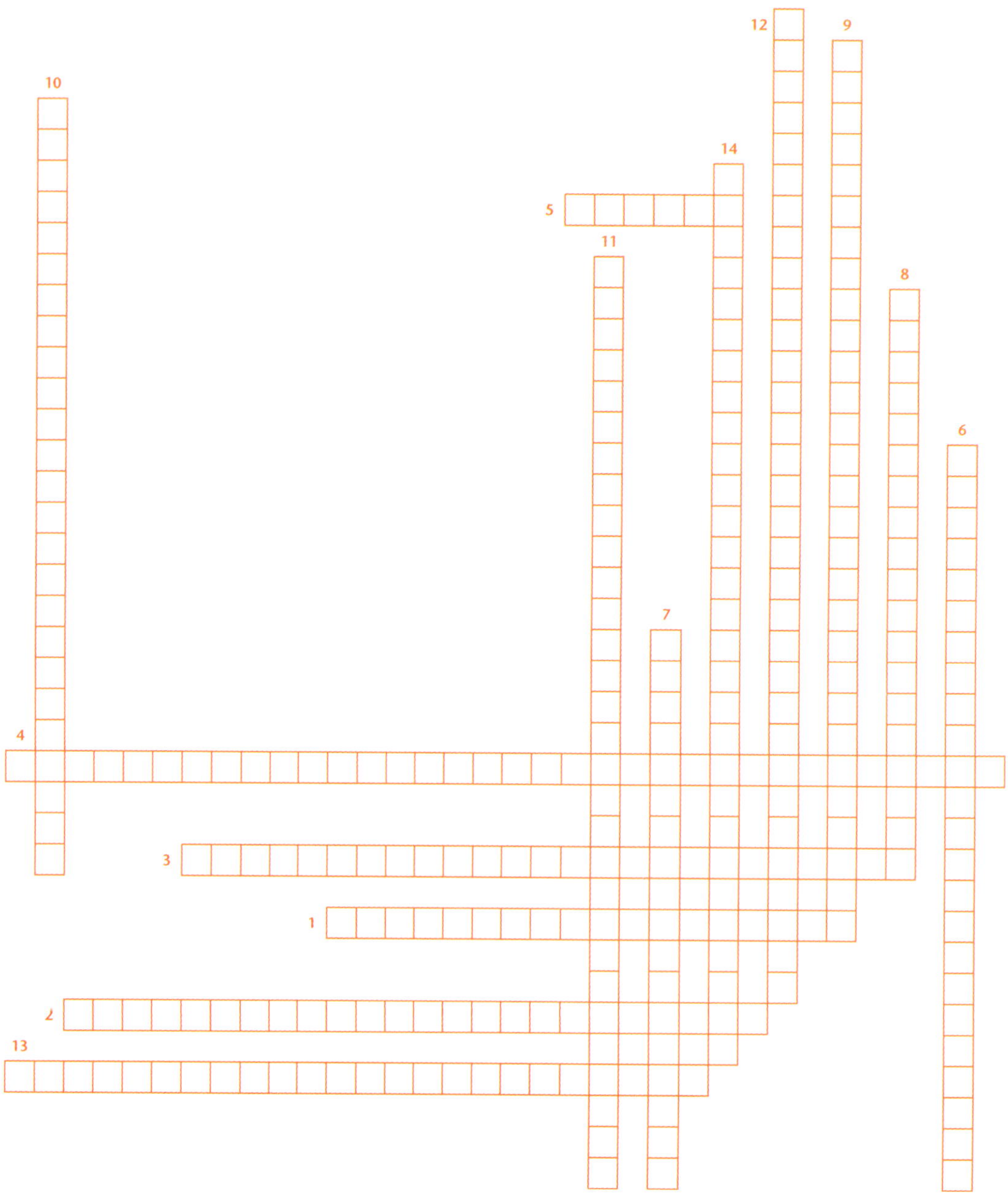

Zusammenfassende Aufgaben zu Kapitel 13

1. a) Ermitteln Sie den Prozentsatz vom Bruttolohn, den Ihre gesetzliche Krankenversicherung zur Berechnung Ihrer Beiträge und der Beiträge des Arbeitgeberanteils zurzeit berechnet.

Prozentsatz Arbeitnehmer: ....

Prozentsatz Arbeitgeber: ....

b) Ermitteln sie mithilfe Ihres Lehrbuches die Prozentsätze zur Berechnung des Arbeitnehmer- und Arbeitgeberanteils bei der

- Pflegeversicherung,
- Rentenversicherung,
- Arbeitslosenversicherung.

	Arbeitnehmer-anteil in %	Arbeitgeber-anteil in %
Pflegeversicherung	....	....
Rentenversicherung	....	....
Arbeitslosenversicherung	....	....

c) Eine Medizinische Fachangestellte, 22 Jahre alt, verdient nach dem Gehaltstarif im ersten bis dritten Berufsjahr in der Tätigkeitsgruppe I 1683,14 €. Ermitteln Sie auf der Grundlage dieses Bruttoverdienstes den Arbeitnehmer- und den Arbeitgeberanteil, der in den einzelnen Zweigen der Sozialversicherung erhoben wird.

	Arbeitnehmeranteil	Arbeitgeberanteil
Bruttoverdienst:		
Krankenversicherung:	....	....
Pflegeversicherung:	....	....
Rentenversicherung:	....	....
Arbeitslosenversicherung:	....	....

2. Lesen Sie den folgenden Text und markieren Sie die wichtigsten Aussagen. Vergleichen Sie anschließend mit Ihrem Nachbarn/Ihrer Nachbarin die vorgenommenen Markierungen.
Tragen Sie dann die Kernaussagen entsprechend den Vorgaben in einer Tabelle ein. Vergleichen Sie erneut mit Ihrem Nachbarn/Ihrer Nachbarin diese Eintragungen.

Grundprinzipien einer Solidargemeinschaft

Das deutsche Sozialsystem hat sich im Wandel der Zeit den aktuellen Bedingungen erfolgreich angepasst – auch im Hinblick auf die Europäische Union. Die deutsche Sozialversicherung als Kernelement unseres Sozialsystems basiert auf Prinzipien, die dem allgemeinen Bedürfnis nach sozialer Sicherheit die notwendigen Rahmenbedingungen stellen. Eines der wichtigsten Prinzipien ist das Solidaritätsprinzip: Die zu versichernden Risiken werden dabei grundsätzlich gemeinsam von allen Versicherten getragen.

Quelle: http://www.deutsche-sozialversicherung.de/de/wegweiser/index.html; abgerufen am 22.08.2013

Soziale Sicherheit in Deutschland

Das soziale Netz der Bundesrepublik Deutschland ist eines der leistungsstärksten Sozialsysteme der Welt. Neben der öffentlichen Versorgung und der staatlichen Fürsorge spielt dabei die Sozialversicherung eine herausragende Rolle. Über 90 % der bundesdeutschen Bevölkerung sind sozialversichert und dadurch geschützt vor Lebensrisiken, die jeden treffen können.

Die fünf Sparten der Sozialversicherung

Die Sozialversicherung stellt einen weitreichenden Schutz, insbesondere für Arbeitnehmer, dar und garantiert die soziale Sicherheit in unserer Gesellschaft. Sie ist der wichtigste Bereich der sozialen Sicherung und besteht aus folgenden fünf Sparten:

- Die gesetzliche Arbeitslosenversicherung gewährleistet die existenzielle Sicherheit im Falle einer Arbeitslosigkeit.
- Die gesetzliche Rentenversicherung sichert ihre Mitglieder im Alter sowie bei Berufs- und Erwerbsunfähigkeit ab, im Todesfalle dient sie der Absicherung der Hinterbliebenen.
- Die gesetzliche Krankenversicherung unterstützt die Gewährleistung und Wiederherstellung der Gesundheit und lindert die Folgen von Krankheit.
- Die gesetzliche Unfallversicherung stellt im Falle eines (Arbeits-)Unfalls die Erwerbsfähigkeit wieder her.
- Die gesetzliche Pflegeversicherung sichert dauerhaft pflegebedürftigen Menschen finanzielle Unterstützung zu.

Quelle: http://www.deutsche-sozialversicherung.de/de/wegweiser/saeulen.html, abgerufen am 23.08.2013

Sozialversicherung	
Rahmenbedingung für	
Solidaritätsprinzip	
Finanzieller Schutz vor	
Zweige (Versicherungsträger)	

13 Gehaltsabrechnung

1 Tragen Sie in der Tabelle ein, in welche Steuerklasse ein Arbeitnehmer in den folgenden Fällen eingruppiert wird:

	Steuerklasse
Christine hat als Medizinische Fachangestellte ein Gehalt von 1 641,00 € pro Monat. Ihr Mann verdient im Einzelhandel 1 954,00 €.	Christine: .... Ihr Mann: ....
Laura, nicht verheiratet, macht eine Ausbildung zur Gesundheits- und Krankenpflegerin.	....
Anne, geschieden, ein Kind, ist als Altenpflegerin tätig.	....
Monika, Pharmareferentin, verdient monatlich 2 250,00 €. Ihr Mann studiert noch und hat an der Universität eine Teilzeitarbeit, die ihm 810,00 € im Monat einbringt.	Monika: .... Ihr Mann: ...
Carl arbeitet mit der Genehmigung seines Chefs am Wochenende in einer Diskothek. Er erhält dort einen Verdienst von 640,00 €.	....

2 Bei Verheirateten, die beide berufstätig sind, besteht die Möglichkeit der Steuerklassenwahl. Lesen Sie hierzu folgenden Text:

Tipps zur Wahl der Steuerklasse

Die optimale Steuerklasse ist vor allem für Verheiratete von Bedeutung, denn sie haben eine Wahlmöglichkeit und können dadurch Steuern sparen. Die geeignete Steuerklassenkombination kann sich auch günstig auf die Höhe von Lohnersatzleistungen wie Arbeitslosengeld, Krankengeld oder Mutterschaftsgeld auswirken.

Waren beide Ehepartner bereits als Arbeitnehmer tätig, gilt zunächst die bisherige Steuerklasse weiter. Der Wechsel in eine andere Steuerklasse ist einmal im Jahr über einen Antrag beim Finanzamt möglich - und zwar spätestens bis zum 30. November des laufenden Jahres.

Berufstätige Ehegatten, die beide unbeschränkt steuerpflichtig sind und nicht dauernd getrennt leben, können für den Lohnsteuerabzug wählen.

- Ob sie beide in die Steuerklasse IV eingeordnet werden wollen oder.
- Ob der Höherverdienende von ihnen nach Steuerklasse III und der andere nach Steuerklasse V besteuert werden soll.

Wenn Sie die Steuerklassenkombination III/V wählen, sind Sie zur Abgabe einer Einkommensteuererklärung verpflichtet. [...]

Faktorverfahren für Ehepaare

Anstelle der Steuerklassenkombinationen III/V können Ehepaare für den Lohnsteuerabzug auch die Lohnsteuerklassen IV/IV mit Faktor wählen. Das Berechnungsverfahren soll gewährleisten, dass bei jedem Ehepartner mindestens die ihm persönlich zustehenden Steuerentlastungen berücksichtigt werden. Das Paar muss gemeinsam einen formlosen Antrag beim Finanzamt stellen und dabei die voraussichtlichen Arbeitslöhne des Kalenderjahrs angeben.

Faktorverfahren anstelle Steuerklassenkombination III/V

[...]

Zum Faktorverfahren als Alternative zur Lohnsteuerklassen-Kombination: Das so genannte Anteilsmodell sieht ein Optionsrecht (Wahlrecht) für Ehepartner vor. Nach diesem Anteilsmodell können Ehegatten die Besteuerung gemäß ihres Anteils am Familieneinkommen wählen (§ 39 f EStG). Das Faktorverfahren soll gewährleisten, dass bei dem jeweiligen Ehegatten mindestens die ihm persönlich zustehenden Steuerentlastungen beim Lohnsteuerabzug berücksichtigt werden. Beispiel: Wer nur 20 Prozent zur gemeinsamen Einkommen beiträgt, braucht danach auch nur 20 Prozent der gemeinsamen Lohnsteuer zahlen.

Das optionale Faktorverfahren kann auf Antrag beider Ehegatten berücksichtigt werden. Neben den bisherigen Steuerklassenkombinationen III und V sowie Steuerklassenkombination IV und IV ist mithin mit der Steuerklassenkombination IV-Faktor zu IV-Faktor noch eine dritte Möglichkeit gegeben.

Das Faktorverfahren soll also einen gerechteren monatlichen Lohnsteuerabzug gewährleisten. Es lohnt sich natürlich vor allem für Ehepaare mit einem größeren Gehaltsunterschied. Diese haben bisher häufig die Steuerklassenkombination III/V gewählt und mussten teilweise sogar nach Erhalt des Steuerbescheids eine Steuernachzahlung leisten.

Quelle: http://www.finanztip.de/recht/steuerrecht/lohnsteuer-steuerklasse.htm, abgerufen am 19.06.2014

a) Unterstreichen Sie die Kernaussagen in diesem Text.

b) Fassen Sie diese Aussagen in vier Thesen zusammen. Die These 1 wird Ihnen als Beispiel vorgegeben. Zu den anderen Thesen werden Ihnen Stichworte vorgegeben.

(1) Ehegatten werden grundsätzlich gemeinsam besteuert.

(2) Wahl der Steuerklasse/Wechselmöglichkeit: ....

....

(3) Kombinationsmöglichkeiten der Steuerklassen: ....

....

(4) Faktorverfahren: ....

3 Katrin, geb. 24.11.1989, hat sich nach dem Ende ihrer Ausbildung bei dem Internisten Dr. Franz Göbel beworben. Im Einstellungsgespräch bot Dr. Göbel ihr ein Bruttogehalt von 1 756,68 € (Tätigkeitsgruppe II – 1.–4. Berufsjahr) an. Entsprechend dem Tarifvertrag zur betrieblichen Altersvorsorge und Entgeltumwandlung erhält sie weiterhin eine Altersvorsorge in Höhe von 66,00 €. Katrin möchte wissen, wie viel sie dann monatlich netto verdient. Nehmen Sie die Berechnung des Nettolohns vor und berücksichtigen Sie dabei folgende Angaben: Die betriebliche Altersvorsorge erhöht zwar das Gehalt um 66,00 €, der Betrag wird aber bei der Berechnung von Steuern und Sozialabgaben nicht berücksichtigt. Die Lohnsteuer bei Lohnsteuerklasse I/0 beträgt 161,66 €. Der Solidaritätszuschlag beträgt 8,89 € und die Kirchensteuer 14,55 €. Alle anderen Angaben zur Berechnung der Abzüge entnehmen Sie dem Lehrbuch.

Bruttolohn:	1 756,68 €	Pflegeversicherung:	....
Lohnsteuer I/0:	153,66 €	Rentenversicherung:	....
Solidaritätszuschlag:	8,45 €	Arbeitslosenversicherung:	....
Kirchensteuer:	13,83 €	Summe der Abgaben:	....
Krankenversicherung:	....	Nettogehalt:	....

Es sind 66,00 EUR Altersvorsorge zu berücksichtigen.
* + Zusatzbeitrag

14 Kommunikationstechnik

1. Prüfen Sie die folgenden Aussagen zu Kommunikationstechniken in der Arztpraxis. Kreuzen Sie die zutreffenden Aussagen an.

- ☐ Lautsprechanlagen ermöglichen Durchsagen in das Wartezimmer. Sie ermöglichen nur eine einseitige Kommunikation.
- ☐ Bei Wechselsprechanlagen können die Teilnehmer sprechen und direkt antworten.
- ☐ Die Arztpraxis muss für den Patienten während der Sprechstundenzeiten jederzeit telefonisch erreichbar sein. Ist der Festnetzanschluss längere Zeit belegt, müssen anrufende Patienten automatisch auf ein Mobiltelefon der Praxis umgeleitet werden.
- ☐ Um eine sichere Erreichbarkeit des Arztes, z. B. während der Hausbesuche oder im Notdienst sicherzustellen, lassen sich bei Bedarf Anrufe auf sein Mobiltelefon weiterschalten.
- ☐ Dokumente können schnell per Fax übermittelt werden. Voraussetzung ist das Vorhandensein eines Internetanschlusses.
- ☐ E-Mails, die die Praxis erhält, und E-Mails, die die Praxis versendet, müssen immer verschlüsselt sein.

2. In den folgenden Text zur praxisinternen Kommunikation haben sich einige Fehler eingeschlichen. Suchen Sie diese Fehler und beschreiben Sie, welche Organisationsmängel in diesem Fall vorliegen. Welche Verbesserungen schlagen Sie vor?

> In der Arztpraxis gibt es verschiedene Bereiche mit unterschiedlichen Organisations- und Kommunikationsanforderungen. Eine effektive interne Kommunikation dient dazu, dem Patienten eine fachgerechte, schnelle Behandlung zu gewährleisten. In der Praxis ist sichergestellt, dass der Arzt über die Sprechanlage jederzeit erreichbar ist. Dies gilt, auch wenn er gerade eine schwierige Behandlung durchführt. Er wird ja bei Rückfragen in diesem Fall nicht lange gestört und kann sich dann umso intensiver um seinen Patienten kümmern. Umgekehrt entlastet er sein Personal, da er aufgrund der schnellen Erreichbarkeit die Behandlung im Wesentlichen allein durchführt. Im Bedarfsfall findet er über die Rufanlage schnell Hilfe, sobald er eine Assistenz benötigt.

Organisationsmangel: ....

....

Verbesserungsvorschlag: ....

....

....

Organisationsmangel: ....

....

Verbesserungsvorschlag: ....

....

....

3 Im Internet findet sich der folgender Erfahrungsbericht eines Patienten:

> Muss man bei einem Orthopäden trotz Termin 1,5 Stunden im Wartezimmer sitzen, deutet dies darauf hin, dass die Praxis von effektiver Terminplanung nichts versteht. Nervig. Wenn man dann noch einen ungeduldigen Mitpatienten neben sich sitzen hat, kommt so richtig Freude auf. …
> Aber auch der Arzt schien nervös:
> Medizinische Fachangestellte: „Herr Doktor, Ihre Tochter auf der Eins."
> Orthopäde über die Sprechanlage (resignierend): „Na großartig …!"
> Fairerweise sei zu erwähnen, dass gerade in einer orthopädischen Praxis mindestens zwei Drittel der Leute im Wartezimmer keinen Termin haben und irgendwie „dazwischengeschoben" werden müssen.

a) Welcher offensichtliche Fehler liegt in dieser Praxis bei der technischen Einrichtung der praxisinternen Kommunikation vor?

....

....

....

....

....

....

....

....

b) Wie lässt sich ausschließen, dass ein Mithören bei der praxisinternen Kommunikation möglich ist?

....

....

....

....

....

....

....

....

....

4 Der Telefonanschluss mit den entsprechenden Anlagen ist in einer Arztpraxis immer noch eine der wichtigsten Anlaufstationen für die Patienten einer Praxis. Neben der Aufgabe, für Patientenanrufe zur Verfügung zu stehen, wird die Telefonleitung mit vielen Geräten umfassend für die Telekommunikation genutzt. Tragen Sie in den folgenden Zeilen die Geräte der Telekommunikation ein, die in Ihrer Ausbildungspraxis genutzt werden, und beschreiben Sie kurz deren Funktion:

Geräte der Telekommunikation	Aufgaben und Funktionen
....	....
....	....
....	....
....	....
....	....
....	....
....	....
....	....
....	....

5 Das Telefon in der Praxis ist häufig eine Quelle des Vertrauensbruches, insbesondere wenn Patientendaten laut genannt werden. Alle Mitarbeiter müssen sich immer bewusst sein, dass das Patientengeheimnis auch bei der Nutzung des Telefons und bei der Aufnahme der Patientendaten am Praxisempfang gilt.

Beschreiben Sie, welche Maßnahmen in Ihrer Praxis umgesetzt sind, damit ein diskreter Umgang mit Patientendaten gewährleistet ist.

....

....

....

....

Zusammenfassende Aufgabe zu Kapitel 14

Das Internet wird nicht mehr nur als Segen verstanden, der es dem Nutzer ermöglicht, alle notwendigen Information zu erhalten. Auch kritische Aspekte werden immer wieder hervorgehoben.

a) Lesen Sie hierzu den folgenden Beitrag:

„Das Internet wird uns noch weiter verblöden"

Allerorten verkünden Zukunftsapostel die frohe Botschaft des digitalen Dateneldorados: Hochglanzbroschüren bieten Erlebnisreisen ins Online-Wunderland, in dem statt Milch und Honig Datenströme fließen. Das Cyberparadies wird zum Abenteuerspielplatz ganzer Branchen – in jeder zweiten Werbeanzeige prangt stolz die URL als Symbol des rechten Glaubens, und jungdynamische Visitenkarten jubilieren schrill das Homepage-Hosianna. Doch jetzt kommt der Gegenschlag.

Wo eben noch telegene Technojünger das Hohelied des Online-Paradieses gesungen haben, erklettern nun sackleinene Bußprediger die Medienkanzeln und preisen Enthaltsamkeit. Während wir gerade noch zeitgeistig im informationellen Schlaraffenland lustwandelten, auf saftige Online-Auen browsten und deftige Datensuppen schlürften, werden wir nun der lasterhaften Informationsvöllerei bezichtigt. Die vermeintlich reifen Früchte, die wir vom digitalen Baum der Erkenntnis downloaden, seien faul und unser Glaube an die Macht der Information der Sündenfall des Computerzeitalters.

Quelle: http://www.heise.de/kiosk/archiv/ct/1996/12/88_kiosk, abgerufen am 19.06.2014, herausgegeben von Christian Heise, Ansgar Heise, Christian Persson

b) Tragen Sie in die folgende Übersicht jeweils die Ihrer Meinung nach wichtigen Vor- bzw. Nachteile des Internets ein.

Vorteile	Nachteile

c) Gestalten Sie in Ihrer Klasse Plakate mit den jeweiligen Vor- und Nachteilen dieses Mediums und belegen Sie Ihre Aussagen mit Beispielen.

Lernfeld 2: Patienten empfangen und begleiten

1 Gestaltung des Empfangs- und Wartebereichs

1 Der Eingangs- bzw. der Empfangsbereich der Praxis wird oft auch als „Visitenkarte der Praxis" bezeichnet. Hier haben die Patienten den ersten Kontakt, hier entscheidet sich innerhalb von Sekunden, ob die Patienten sich in der Praxis willkommen, aufgehoben und wohlfühlen. Um ein positives Erscheinungsbild der Praxis zu erreichen, sind die Funktionen und die Gestaltung der einzelnen Bereiche aufeinander abzustimmen.

a) Häufig nimmt man sein berufliches Umfeld nicht mehr so im Einzelnen wahr, wie es beispielsweise Patienten tun, die eine Arztpraxis zum ersten Mal betreten. Versetzen Sie sich in die Lage eines Patienten, der sich erstmals umschaut, um sich ein Bild von der Praxis zu verschaffen. Machen Sie dazu folgenden Test:

- Gehen Sie während des Praxisbetriebs vor die Tür und betreten die Praxis so aufmerksam, als würden Sie heute zum ersten Mal hereinkommen.
- Was fällt Ihnen auf?
- Notieren Sie Ihre Eindrücke in Stichworten unter den folgenden Gesichtspunkten.

Positives	Negatives	Verbesserungsvorschlag

b) Überlegen Sie anschließend (eventuell gemeinsam mit Ihren Kolleginnen), wie die negativen Eindrücke in Zukunft vermieden bzw. in positive umgewandelt werden könnten.

Notieren Sie hierzu einige Vorschläge:

2 Die folgende Abbildung zeigt den Praxisempfang einer großen Gemeinschaftspraxis. Dieser ist sehr großzügig gestaltet und dient mehreren Medizinischen Fachangestellten gleichzeitig als Arbeitsplatz. Hier finden der Telefondienst, die Terminplanung, die Patientenaufnahme, das Weiterleiten der Patienten in verschiedene Praxisbereiche, die Abwicklung aller Verwaltungsarbeiten und die Steuerung der gesamten Abrechnung statt. Um den Datenschutz trotzdem zu wahren, bedarf es einiger organisatorischer Überlegungen. Schlagen Sie für folgende Situationen Vorgehensweisen vor, die den Datenschutz bzw. die Einhaltung der Schweigepflicht gewährleisten. Gehen Sie davon aus, dass auch noch andere Patienten am Empfang stehen.

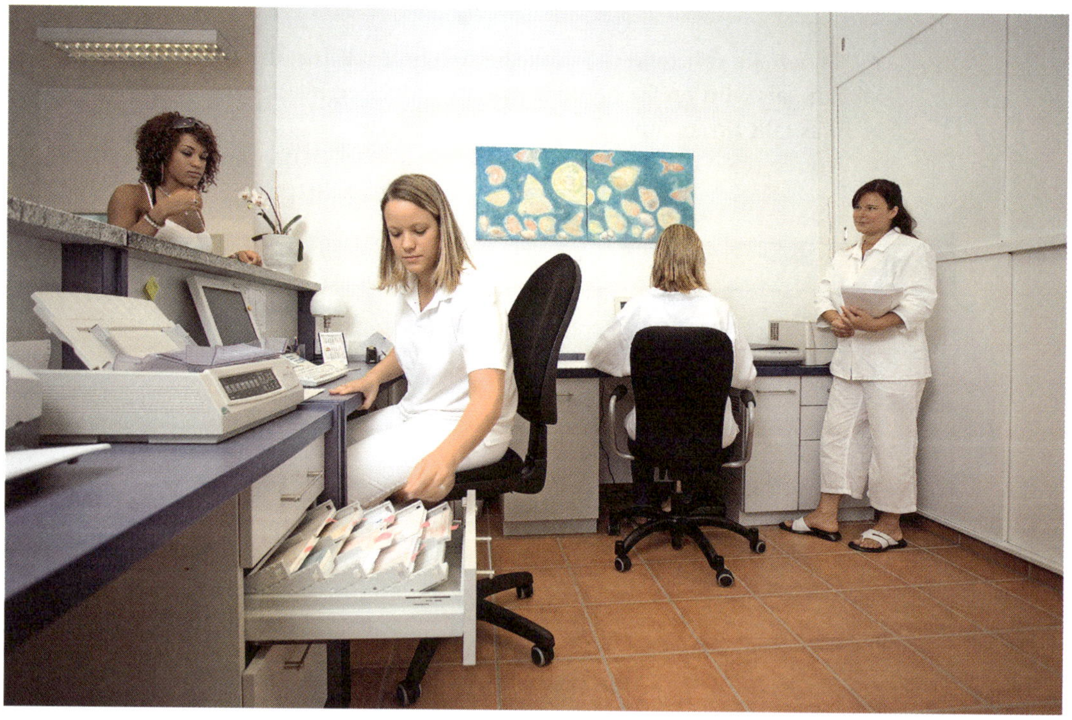

Situation	Lösungsvorschlag
Ein neuer Patient muss seine Daten hinterlassen, damit Sie für ihn eine Patientenakte anlegen können.	
Der Chef möchte gerne die Unterlagen des nächsten Patienten auf dem Tresen an einer bestimmten Stelle liegen haben. Dies ist ungünstig, da Patienten, die am Empfang stehen, zumindest die Stammdaten lesen könnten.	
Während der kurzen Abwesenheit der Medizinischen Fachangestellten wäre es Patienten möglich, sich an der Tastatur des Computers zu schaffen zu machen oder die Daten, die gerade aufgerufen sind, zu lesen.	
Herr Müller soll zu einer speziellen Untersuchung einbestellt werden. Sie müssen ihm erklären, was er vorher alles zu beachten hat.	
Frau Schmitz ruft an und möchte wissen, ob ihre Blutwerte in Ordnung seien. Sie haben vom Chef die Erlaubnis, ihr mitzuteilen, dass ein Wert erhöht sei und sie nochmal in die Praxis kommen solle.	
Sarah bereitet am Ende eines Arbeitstags schon den Praxisbeginn am nächsten Tag vor. Sie sucht die Unterlagen der ersten fünf Patienten heraus, legt sie neben das Telefon und macht Feierabend.	

2 Verbale und nonverbale Kommunikation

1 Die Kommunikation zwischen allen Beteiligten in einer Praxis ist für deren Erfolg enorm wichtig. Neben dem Umgang der Mitarbeiter ist auch der Umgang der Mitarbeiter/-innen mit jedem **einzelnen** Patienten dafür entscheidend, ob der Patient sich wohl- und ernst genommen fühlt und weiterhin der Praxis treu bleibt. In Ihrem Lehrbuch finden Sie auf Seite 148 die verschiedenen Ebenen einer Nachricht. Bestimmen Sie bei folgendem Dialog zu den Aussagen des Patienten die verschiedenen Ebenen der jeweiligen Botschaft.

Sarah:	„Hallo Herr Müller!“
Herr Müller:	„Ach Sarah, ich habe die ganze Nacht nicht geschlafen. Diese Schmerzen! Und die Schmerztabletten sind auch aufgebraucht.“

Sachebene: ....

....

Beziehungsebene: ....

....

Selbstoffenbarungsebene: ....

....

Appellebene: ....

....

2 Stellen Sie sich folgende Situation vor:

Situation:

Wie an jedem Montagmorgen ist in der Praxis besonders viel zu tun. Sie haben schon vier Schmerzpatienten dazwischengenommen und der Patientenandrang scheint kein Ende zu nehmen. Das Telefon steht auch nicht still. Nun kommt ein Patient aus dem Wartezimmer und erinnert Sie recht unhöflich und laut daran, dass er nun schon seit einer Stunde warte und er das nicht verstehen könne, denn schließlich habe er ja einen Termin.

a) Wie reagieren Sie am besten in solch einer Situation?

....

....

....

....

....

....

....

....

....

b) Erstellen Sie anhand des Beispiels einen Regelkatalog für den Umgang mit Patienten.

Regel 1:

Regel 2:

Regel 3:

Regel 4:

Regel 5:

3 Das aktive Zuhören mit Aufmerksamkeitsverhalten sichert eine gute Kommunikation mit dem Patienten. Setzen Sie die Komponenten des Aufmerksamkeitsverhaltens in die folgende Abbildung ein:

Komponenten des Aufmerksamkeitsverhaltens

4 Die Patienten haben eine Reihe von Erwartungen an die Medizinische Fachangestellte. Suchen Sie zu den folgenden Stichworten Fälle, die die Erwartungen der Patienten beschreiben:

Feedback	
Gleichberechtigung	

Harmonie	....
Organisation	....

Zusammenfassende Aufgaben zu den Kapiteln 1 und 2

1. a) Lesen Sie den folgenden Text und unterstreichen Sie die wichtigsten Aussagen.

Datenschutz in der Arztpraxis – Organisation der Anmeldung

An manchen Tagen treffen im Empfangsbereich einer Arztpraxis sehr viele Personen gleichzeitig zusammen. Mitarbeiterinnen empfangen Patienten und nehmen Anrufe an, Patienten fragen oder warten auf ein Rezept. Die ärztliche Schweigepflicht verbietet es grundsätzlich, die Identität eines Patienten zusammen mit medizinischen Angaben anderen Anwesenden ohne Einverständnis des Betroffenen bekannt zu machen. Dies hat Konsequenzen für die innerbetriebliche Organisation: Der Arzt muss seine Praxis-Mitarbeiter nach der Berufsordnung über ihre Verschwiegenheitspflicht belehren und dies schriftlich festhalten. Um unnötigen Aufwand zu vermeiden, erfolgt die Verpflichtung am besten im Arbeitsvertrag.

Trennung von Empfangs-, Warte- und Behandlungsbereich

Um die Zahl der Personen möglichst gering zu halten, die personenbezogene Informationen im Empfangsbereich mithören können, sollte dieser Bereich entsprechend den räumlichen Möglichkeiten vom eigentlichen Wartezimmer durch eine Tür getrennt sein. Stühle für Patienten, die auf die Behandlung warten, sollten nur im Wartezimmer stehen. Auch zwischen zwei Behandlungsräumen ist eine Trennung durch eine schalldicht schließende Tür ebenfalls notwendig. Es reicht nicht aus, Besprechungs- oder Behandlungsräume, in denen Patienten auf den Arzt warten oder eine Anwendung erhalten, von anderen Räumen, in denen gleichzeitig patientenbezogen medizinische Fragen bei einer Untersuchung oder Behandlung besprochen werden, nur durch Sichtblenden oder Vorhänge voneinander abzugrenzen.

Gespräche und Telefonate

Das Praxispersonal sollte Gespräche mit Patienten im Empfangsbereich möglichst so führen, dass nur die Betroffenen selbst medizinische Sachverhalte zusammen mit ihrem Namen den mithörenden Anwesenden offenbaren. Bei Telefongesprächen mit Dritten, die Anwesende mithören können, sollte auf eine namentliche Anrede verzichtet werden. Um mögliche Fehldeutungen („unhöflich") beim Anrufer zu vermeiden, kann der Praxis-Mitarbeiter den Patienten auf die vielen „mithörenden Ohren in der Praxis" hinweisen. Er zeigt damit, dass er den Schutz der Daten des Anrufers ernst nimmt. Auf eine Erörterung persönlich-vertraulicher bzw. medizinischer Fragen am Telefon sollte im Empfangsbereich nach Möglichkeit verzichtet werden.

Organisation am Empfang

Das Bereitlegen von Patientenunterlagen für den behandelnden Arzt, von Rezepten oder anderen personenbezogenen Informationen muss so erfolgen, dass andere Patienten sie nicht einsehen können. Das Sichthindernis kann ein räumliches Zugangshindernis oder ein undurchsichtiger Aktendeckel oder Umschlag sein. Bildschirme, auf denen Patientendaten erscheinen

– und seien es auch nur die Stammdaten wie Name, Adresse, Krankenkasse –, dürfen ebenfalls nicht für andere Patienten einsehbar sein. Notfalls muss dies durch einen speziellen Sichtschutz gesichert werden. Darüber hinaus ist eine automatische Verdunkelung des Bildschirms bei Arbeitspausen und kurzfristigen Abwesenheiten des Praxispersonals zu empfehlen. Tastaturen sollten nicht unmittelbar hinter dem Empfangstresen in Reichweite des Publikums installiert sein. Auch das Telefax-Gerät der Praxis darf für das Publikum nicht zugänglich oder einsehbar sein. Vor dem „Faxen" personenbezogener Informationen – insbesondere sensibler medizinischer Daten – an Dritte muss der Absender sicher sein, dass Unbefugte den Text nicht lesen. In Zweifelsfällen ist der Empfänger zuvor telefonisch zu unterrichten und zu bitten, den datenschutzgerechten Zugang sicherzustellen.

Quelle: Menzel, Dr. Hans-Joachim: „Datenschutz in der Arztpraxis", Hamburg, April 1994, unter: www.talessin.de/scripte/Datenschutz/arzt.htm, abgerufen am 29.08.2014

b) Fassen Sie den Text nach folgendem Schema zusammen:

In den oberen Kästchen der Tabelle stehen die Schlüsselbegriffe (Überschriften der Absätze). Darunter sind die wichtigsten Informationen anzufügen, sodass Sie eine kurze übersichtliche Zusammenfassung des Textes vorliegen haben.

Organisation des Empfangsbereichs

Trennung des Empfangs-, Warte- und Behandlungsbereichs	Gespräche, Telefonate
....	....
....	....
....	....
....	....

Patientenunterlagen	Bildschirme
....	....
....	....
....	....
....	....

2. Die folgende Übersicht zeigt die vier Ebenen der Kommunikation zwischen Patienten und Praxispersonal.

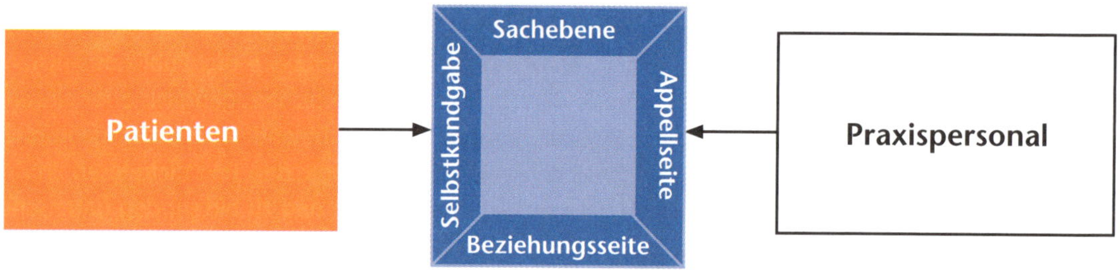

a) Welche Kommunikationsprobleme können bei diesem Modell entstehen?

....

....

....

b) Was wird bei diesem Kommunikationsmodell vorausgesetzt, damit die Medizinische Fachangestellte den Patienten richtig versteht?

....

....

....

....

....

....

3 Grundlagen des Vertragsrechts

1 Lesen Sie den folgenden Text und unterstreichen Sie die hier genannten Rechtsnormen. Sie bilden in ihrer Gesamtheit die Rechtsordnung. Tragen Sie diese Begriffe dann in die folgenden Zeilen ein:

> **Rechtsordnung**
>
> Der Begriff **Rechtsordnung** bezeichnet die Gesamtheit der in einem Staat gültigen Rechtsnormen. Dabei steht die Rechtsordnung eines Gebiets in einem engen Zusammenhang mit der Gesellschaftsordnung. In einem demokratischen Rechtsstaat muss die Rechtsordnung den Prinzipien der Demokratie entsprechen.
>
> Im deutschen Recht gehören zu den Rechtsnormen
> - Verfassungsnormen, die in den Artikeln des Grundgesetzes geregelt sind;
> - gesetzliche Normen, wie sie z. B. im Bürgerlichen Gesetzbuch (BGB) oder im Strafgesetzbuch (StGB) festgelegt sind,
> - Verordnungen, die von Regierungen erlassen werden.
>
> Daneben gibt es noch einige andere Rechtsquellen. So haben beispielsweise Urteile des Bundesverfassungsgerichts Gesetzeskraft.
>
> Das ungeschriebene Gewohnheitsrecht gehört ebenfalls zur Rechtsordnung.

2 Betrachten Sie die folgende Abbildung.

Privatrecht (Zivilrecht)	Öffentliches Recht
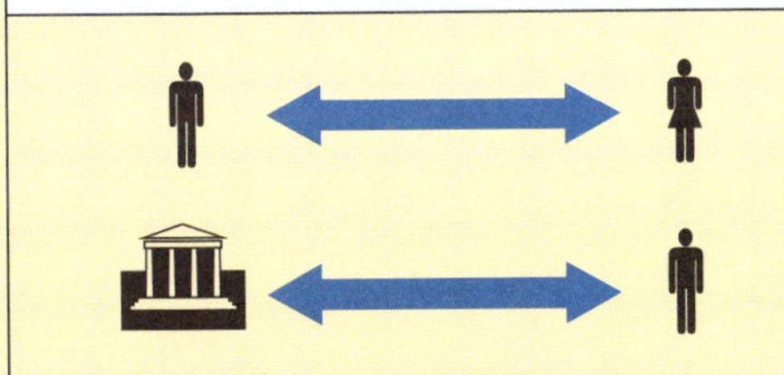	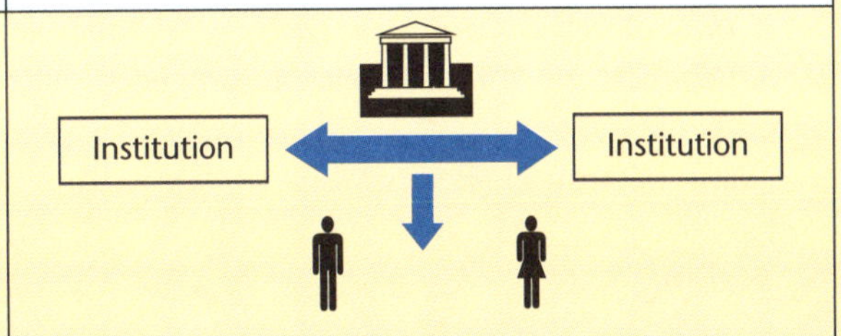
▪ Regelt die rechtlichen Beziehungen einzelner natürlicher und juristischer[1] Personen (🚹 🚺 🏛) untereinander. ▪ Vereinbarungen können von den Gesetzen abweichen → „nachgiebiges Recht" ▪ Prinzip der Gleichordnung ▪ Gesetze, z. B.: – BGB → generelles Recht – HGB → spezielles Recht des Kaufmanns Grundsatz: „Spezielles Recht bricht generelles Recht" – Gesellschaftsrecht (z. B. AktG, GmbHG) – ScheckG	▪ Regelt die rechtlichen Beziehungen zwischen Staat (🏛) und Bürgern (🚹 🚺) und zwischen den staatlichen Institutionen (🏛) untereinander ▪ „zwingendes Recht" ▪ Prinzip der Unterordnung ▪ Gesetze, z. B.: – GG (Grundgesetz) – StGB (Strafgesetzbuch) – EStG (Einkommensteuergesetz)

Quelle: N. Böing - www.nboeing.de, abgerufen am 08.10.2013

a) Zu welchem Teil des Rechts gehört das im Text beispielhaft genannte Bürgerliche Gesetzbuch (BGB)?

b) Zu welchem Teil des Rechts gehört das im Text genannte Strafgesetzbuch (StGB)?

c) Wodurch unterscheiden sich diese beiden Teile des Rechts?

....

....

....

3 Ergänzen Sie folgenden Lückentext. Wählen Sie aus den unten angegebenen Begriffen die richtigen aus.

Rechtsfähigkeit ist die • .... von • .... und • .... Personen, Träger von • .... und • .... zu sein.

• *Unnatürlichen* • *Sorgen* • *Lasten* • *Unfähigkeit* • *Rechten* • *medizinischen* • *Fähigkeit* • *Pflichten* • *Verpflichtung* • *natürlichen* • *juristischen*

4 Wann beginnt die Rechtsfähigkeit von natürlichen Personen, wann endet sie?

Beginn: ....

Ende: ....

5 Ergänzen Sie folgenden Lückentext mit einer Auswahl der unten angegebenen Begriffe.

Geschäftsfähigkeit ist die • ...., • .... selbstständig und • .... abzuschließen.

vollgültig • *Fähigkeit* • *Unfähigkeit* • *Rechtsgeschäfte* • *Scheingeschäfte* • *ungültig* • *Gabe* • *unwirksam*

6 Es werden drei Stufen der Geschäftsfähigkeit unterschieden:

- Geschäftsunfähigkeit,
- beschränkte Geschäftsfähigkeit,
- volle Geschäftsfähigkeit.

Je nach Stufe der Geschäftsfähigkeit sind Rechtsgeschäfte nicht gültig, zustimmungspflichtig bzw. gültig. Beurteilen Sie, wie die folgenden Rechtsgeschäfte bezüglich ihrer Rechtsgültigkeit einzustufen sind.

Situation	Stufe der Geschäftsfähigkeit/Rechtsgültigkeit
Julius, 20 Jahre alt, mit schwerer geistiger Behinderung, kauft ein Auto	
Max, 6 ½ Jahre alt, kauft im Auftrag seiner Mutter ein Brot.	
Benno, 9 Jahre alt, kauft ein Comic-Heft.	

Situation	Stufe der Geschäftsfähigkeit/Rechtsgültigkeit
Julia, 16 Jahre alt, kauft eine weiße Hose für die Praxis.	
Denise, 17 Jahre alt, Schülerin, kündigt ihren Nebenjob an der Tankstelle.	
Ronja, 17 Jahre alt, kündigt ihr Ausbildungsverhältnis in einer HNO-Praxis.	
Jule, 17 Jahre alt, betreibt selbstständig ein Nagelstudio und bestellt Ware.	
Nadine, 16 Jahre alt, bestellt bei einem Versandhaus eine Designerjeans und eine Jacke.	
Oskar, 13 Jahre alt, kauft von seinen Ersparnissen ein Fahrrad. Seine Eltern stimmen nachträglich zu.	
Robert, 18 Jahre, Schüler, kauft ein Motorboot für 50 000,00 €.	

7 Rechtsgeschäfte kommen immer durch die Abgabe von Willenserklärungen zustande. Hierbei wird unterschieden zwischen ausdrücklichen (mündlichen oder schriftlichen) Willenserklärungen und Willenserklärungen durch schlüssiges (konkludentes) Handeln.
Beschreiben Sie jeweils in einem Beispiel eine ausdrückliche Willenserklärung und eine Situation mit einer Willenserklärung durch schlüssiges Handeln.

Ausdrückliche Willenserklärung: ……………………………………

Konkludentes Handeln: ....

....

....

....

....

....

....

8 Eine Sache kann je nach vertraglicher Vereinbarung, als Eigentum erworben oder als Besitz zur Verfügung gestellt werden. Prüfen Sie die folgenden Aussagen zu den Begriffen Eigentum und Besitz, ob die Verfügung über die Sache durch den Eigentümer bzw. Besitzer erlaubt bzw. nicht erlaubt ist. Schreiben Sie in die Zeilen unter der jeweiligen Situation, wie der Eigentümer bzw. Besitzer sich hätte verhalten müssen.

	erlaubt	nicht erlaubt
Herr Finke, Pharmareferent, hat im Rahmen seiner dienstlichen Tätigkeit von seinem Unternehmen Resopharm ein Auto zur Verfügung gestellt bekommen. Herr Finke fährt mit dem Wagen seinen Sohn zur Schule.	☐	☐
Herr Walter Dolf hat eine Eigentumswohnung gekauft. Da ihm die Waschbecken und Armaturen nicht gefallen, lässt er sie durch einen Installateur austauschen.	☐	☐
Michaela Klinger hat eine Wohnung gemietet. Ein bekannter Schreiner fertigt ihr zu einem günstigen Preis eine neue Badezimmertür.	☐	☐
Andrea Küster hat den Geburtstag ihrer Freundin Susanne vergessen. Um schnell ein passendes Geburtstagsgeschenk zur Hand zu haben, verschenkt sie ein von Jana Holzer ausgeliehenes Taschenbuch. Sie hat vor, dieses dann in den nächsten Tagen neu zu kaufen.	☐	☐
Claudia Dohm hat sich so auf ihre neue Wohnung gefreut. Der Mietvertrag wurde zum 01.08. abgeschlossen. Die vom Vermieter Heinrich Klüger durchzuführenden Reparaturen ziehen sich aber so lange hin, dass Claudia erst am 15.09. einziehen kann. Herr Klüger verlangt aber Miete ab dem 01.08. Claudia Dohm verweigert die Zahlung der Miete für den Zeitraum bis zum 15.09.	☐	☐
Anke Ludwig hat bei einem Auktionshaus im Internet einen Computer ersteigert. Im Nachhinein stellt sich heraus, dass der Computer gestohlen war. Sie verweigert die Herausgabe des Computers mit dem Hinweis, sie habe diesen im guten Glauben erworben und schließlich bezahlt.	☐	☐

9 Entscheiden Sie in den folgenden Fällen, ob es sich um ein

- einseitiges empfangsbedürftiges Rechtsgeschäft,
- einseitiges nicht empfangsbedürftiges Rechtsgeschäft,
- zweiseitiges Rechtsgeschäft

handelt.

	Art des Rechtsgeschäfts
Jennifer ist wegen ständiger Verspätungen von ihrem Arbeitgeber mehrmals abgemahnt worden. Nun erhält sie die fristlose Kündigung.	
Lisa hat sich bei Herrn Dr. Lorenz beworben. Nach einem Einstellungsgespräch einigen sie sich, dass Lisa ihre neue Stelle zum 01.04. antreten soll.	
Angelas unverheirateter Onkel ist verstorben. Sie erhält über den Rechtsanwalt ihres Onkels die Mitteilung, dass sie eine Eigentumswohnung geerbt hat.	
Herr Dr. Wille erhält von der Firma Tröbst ein unverbindliches Angebot über Wartezimmermöbel. Er bestellt diese Möbel umgehend.	

10 Rechtsgeschäfte können normalerweise in beliebiger Form abgeschlossen werden, d.h. mündlich, schriftlich, durch konkludentes Handeln usw. Für einige Rechtsgeschäfte schreibt das Gesetz eine bestimmte, ausdrückliche Form vor. Wird diese Form nicht eingehalten, so ist das Rechtsgeschäft ungültig. Nennen Sie je zwei Beispiele, die der genannten Formvorschrift unterliegen.

Schriftliche Form:

Notarielle Beglaubigung:

Notarielle Beurkundung:

11 Kreuzen Sie in den folgenden Fällen an, ob es sich um nichtige bzw. anfechtbare Rechtsgeschäfte handelt, oder ob das Rechtsgeschäft gültig ist. Geben Sie für Ihre Entscheidung jeweils eine Begründung.

	nichtig	anfechtbar	gültig
Dirk, sechs Jahre alt, kauft sich von seinem ersparten Taschengeld eine Modell-Lokomotive. Diese kostet 65,00 €.	☐	☐	☐

Begründung: ....

....

....

	nichtig	anfechtbar	gültig
Herr Dr. Freese hat sich für die Anschaffung von zehn neuen Wartezimmerstühlen entschieden und sendet eine entsprechende Bestellung an die Fa. Wille. Diese bedankt sich für den Großauftrag und liefert am 15.06. insgesamt 100 Stühle. Nach einem Anruf von Herrn Dr. Freese faxt die Fa. Wille ihm die Bestellung zu, laut der tatsächlich 100 Stühle bestellt worden sind.	☐	☐	☐

Begründung: ....

....

	nichtig	anfechtbar	gültig
Die 15-jährige Anna kauft sich von ihrem ersten Gehalt, das sie durch eine Aushilfstätigkeit verdient hat, in den Ferien eine Stereoanlage zum Preis von 500,00 €. Ihre Eltern sind nicht einverstanden und suchen mit Anna den Verkäufer auf. Dieser überzeugt aber die Eltern, dass es sich um einen wirklich vorteilhaften Kauf handelt. Nun bedauert Anna aber ihre Ausgabe und möchte die Anlage zurückgeben.	☐	☐	☐

Begründung: ....

....

....

....

	nichtig	anfechtbar	gültig
Sabrina kauft am 1. April Brötchen in ihrer Stammbäckerei. Die Verkäuferin scherzt aufgrund des Datums: „Heute kosten alle Brötchen 10 Cent". Sabrina merkt nicht, dass es sich um einen Scherz handelt. An der Kasse verlangt die Verkäuferin für sechs Brötchen 2,70 €. Sabrina besteht trotz des Hinweises auf den Aprilscherz darauf, dass sie nur 60 Cent zahlen müsse, Vertrag sei schließlich Vertrag.	☐	☐	☐

Begründung: ....

....

....

Fall	nichtig	anfechtbar	gültig
Christina ist stolz auf ihren neuen Ring mit einem Edelstein. Zufällig trifft sie einen Verwandten, der eine Lehre als Goldschmied begonnen hat. Dieser besieht sich den Stein und stellt fest, dass es sich um eine sehr gut gelungene Nachbildung eines Edelsteins handelt.	☐	☐	☐

Begründung: ....

....

....

Zusammenfassende Aufgabe zu Kapitel 3

Zum Zustandekommen eines Vertrags ist ein Flussdiagramm zu erstellen. Der Ablauf dieses Diagramms ist hier vorgegeben. Setzen Sie in das Schema die entsprechenden Bausteine so ein, dass sich ein sinnvoller Ablauf ergibt.

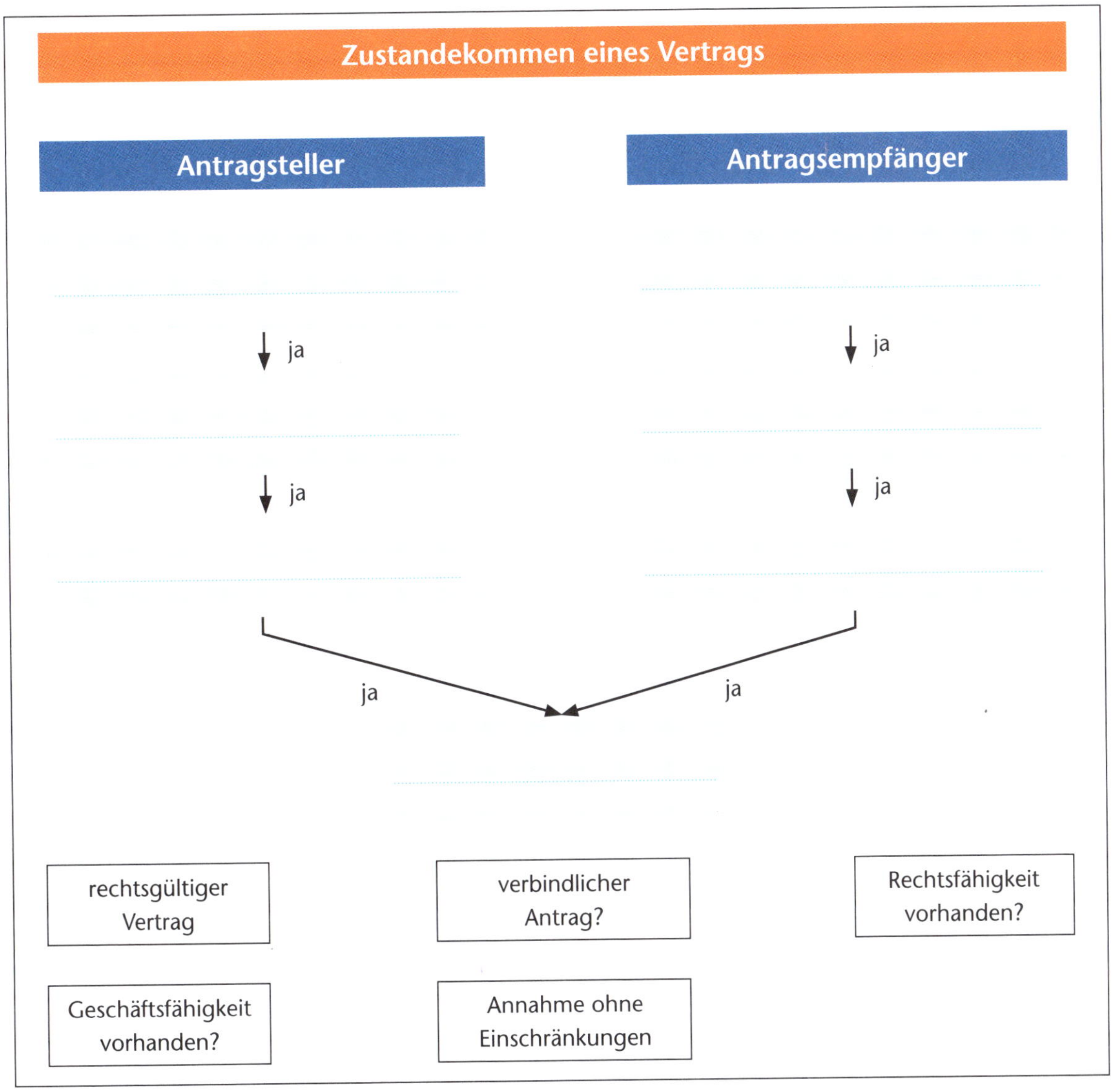

4 Behandlungsvertrag

1 Ist in den folgenden Fällen ein Behandlungsvertrag zustande gekommen? Begründen Sie Ihre Entscheidung.

	Behandlungsvertrag ist zustande gekommen ja	nein
Frau Kerter ruft in der Praxis von Herrn Dr. Roland an. Sie erhält einen Termin für Dienstag, den 16.05. um 15:30 Uhr.	☐	☐

Begründung: ....

....

....

....

....

	Behandlungsvertrag ist zustande gekommen ja	nein
Nina, 11 Jahre alt, sucht die Praxis von Herrn Dr. Dreier auf. Sie hätte seit einiger Zeit in der Schule öfter Kopfschmerzen. Der Doktor möchte sie doch bitte einmal untersuchen.	☐	☐

Begründung: ....

....

....

....

....

Herr Dr. Kapp wird von Passanten aus seiner Praxis herausgerufen, um einer ohnmächtig auf dem Bürgersteig liegenden Frau zu Hilfe zu eilen. Die Frau ist nach kurzer Zeit wieder ansprechbar. Herr Dr. Kapp veranlasst ihren Transport in die eigene Praxis und setzt die Behandlung dort fort.	☐	☐

Begründung: ....

....

....

....

Frau Böhning ruft in der Praxis von Herrn Dr. Greve an. Sie bittet um einen Hausbesuch. Dieser wird für den nächsten Tag zugesagt.	☐	☐

Begründung: ....

....

....

Frau Stinner meldet sich in der Anmeldung von Frau Dr. Wölk und legt ihre Patientenkarte vor. Man bittet sie, im Wartezimmer Platz zu nehmen. ☐ ☐

Begründung: ....

....

....

2 Prüfen Sie die folgenden Aussagen zum Behandlungsvertrag. Kreuzen Sie die **nicht** zutreffenden Aussagen an.

- ☐ Mit dem Abschluss des Behandlungsvertrages wird ein besonderer Dienstvertrag geschlossen. Der Arzt schuldet nicht den Heilerfolg, sondern eine ordnungsgemäße medizinische Behandlung.
- ☐ Die Behandlung muss möglichst dem neuesten Stand der medizinischen Wissenschaft entsprechen. Allerdings kann kein Patient erwarten, dass der Arzt über alle aktuellen Behandlungsmethoden informiert ist.
- ☐ Mit dem Abschluss des Behandlungsvertrages übernimmt der Patient die Pflicht, das Honorar zu bezahlen.
- ☐ Weiterhin muss der Patient den Arzt bei den angeordneten ärztlichen Maßnahmen unterstützen.
- ☐ Der Patient hat im Krankheitsfall grundsätzlich die freie Arztwahl.
- ☐ Ein Vertragsarzt hat bei Kassenpatienten Behandlungspflicht. Er kann eine Behandlung nur in begründeten Fällen ablehnen.

3 Fassen Sie **kurz** in eigenen Worten zusammen, was man unter folgenden Begriffen versteht: Sorgfaltspflicht, Schweigepflicht, Meldepflicht, Aufklärungspflicht, Dokumentationspflicht, Haftpflicht.

Sorgfaltspflicht: ....

....

....

....

Schweigepflicht: ....

....

....

Meldepflicht: ....

....

....

....

Aufklärungspflicht: ....

....

....

Dokumentationspflicht: ....

Haftpflicht: ....

4 Beurteilen Sie, ob bei folgendem Telefonat die Schweigepflicht gebrochen wurde? Begründen Sie Ihre Meinung.

Situation:

Janine: „Praxis Dr. Heine, meine Name ist Janine Berger, guten Tag!"
Frau Brandt: „Brandt, guten Tag. Ich möchte gerne …". (wird unterbrochen)
Janine: „Ach ja, Frau Brandt, einen Moment bitte …" (entfernt sich)
Janine: „Herzlichen Glückwunsch, Frau Brandt, Ihr Schwangerschaftstest war positiv. Sie bekommen ein Kind!"
Frau Brandt: (verwirrt) „Ein Kind? Das muss eine Verwechslung sein, ich wollte eigentlich nur einen Termin zur Vorsorge ausmachen."
Janine: „Oh – Sie sind nicht Frau Gaby Brandt?"
Frau Brand: „Nein, das ist meine Schwägerin. Ich weiß, sie ist auch bei Ihnen Patientin. Ein Kind – das ist ja interessant. Dann werde ich der Gaby gleich mal gratulieren."

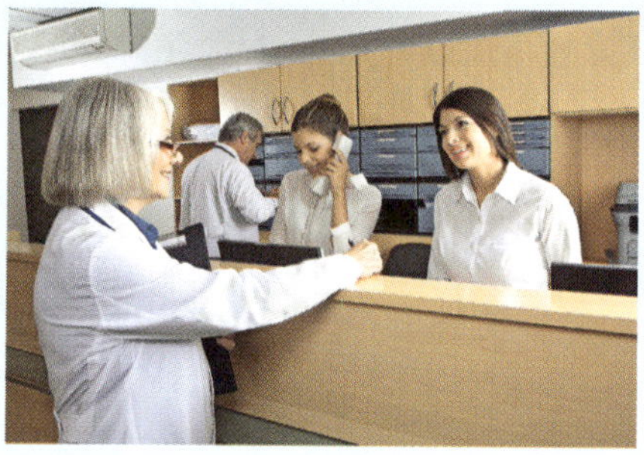

Wurde die Schweigepflicht verletzt? Ja ☐ Nein ☐

Begründung: ....

5 Welche Konsequenzen kann ein Verstoß gegen die Schweigepflicht für eine Medizinische Fachangestellte haben?

....

6 Eine berechtigte Weitergabe von Informationen über Patienten (berechtigte Offenbarung) ist kein Verstoß gegen die Schweigepflicht.
Nennen und erläutern Sie kurz die Möglichkeiten einer erlaubten Weitergabe von Informationen über einen Patienten.

(1) ....

....

(2) ....

....

(3) ....

(4) ....

....

(5) ....

7 Susanne Mandek sucht die Praxis von Herrn Dr. Heine auf. Es besteht ein Verdacht auf Diphterie, der durch die labordiagnostischen Untersuchungen bestätigt wird. Was muss Dr. Heine bei dieser meldepflichtigen Erkrankung sofort veranlassen?

....

....

8 Bei Frau Knuth ist erstmals eine Diabetiserkrankung festgestellt worden. Sie erhält von Dr. Heine eine Aufklärungsbroschüre:

Praxis Dr. med. Heine

Patienten-Info zum Diabetes mellitus

Blutzuckermessung

Diabetes tut nicht weh, und die Betroffenen merken oft lange nichts von ihrer Erkrankung. Doch gerade hier liegt die Gefahr. Durch den ständig erhöhten Blutzuckerspiegel kann es zu ernsthaften Folgeerkrankungen kommen.
...

a) Reicht die Weitergabe der Informationsbroschüre, um der Aufklärungspflicht nachzukommen? Begründen Sie Ihre Aussage.

....

....

....

b) Laden Sie das Merkblatt „Die ärztliche Auskunftspflicht“ der Ärztekammer Berlin (http://www.aerztekammer-berlin.de/). Geben Sie hierzu beim Menüpunkt „Bürger“ unter Suchen: „Aufklärungspflicht“ ein. Als Suchergebnis wird das Merkblatt angezeigt. Übertragen Sie in die folgenden Zeilen die Oberpunkte, die bei einer ordnungsgemäßen Aufklärung zu beachten sind.

(1) ....

(2) ....

(3) ....

(4) ....

(5) ....

(6) ....

(7) ....

(8) ....

9 Überprüfen Sie die folgenden Aussagen über die Einwilligung des Patienten in die Behandlung. Kreuzen Sie die **nicht** zutreffenden Aussagen an.

- ☐ Erst durch die Einwilligung des Patienten in die ärztliche Behandlung ist Rechtsvoraussetzung für die Behandlung gegeben.
- ☐ Auch Patienten unter 18 Jahren können rechtswirksam in die Behandlung einwilligen, wenn sie die Einsichtsfähigkeit in die Tragweite ihrer Entscheidung haben.
- ☐ Von daher ist es bei ordnungsgemäßer Aufklärung nicht notwendig, bei beschränkt geschäftsfähigen Personen die Zustimmung des gesetzlichen Vertreters einzuholen.
- ☐ Bei erzwingbaren Eingriffen ist keine Einwilligung des Patienten notwendig.
- ☐ Erzwingbare Eingriffe dürfen erst nach Genehmigung durch einen Richter vorgenommen werden.
- ☐ Die Einwilligung in eine ärztliche Behandlung kann jederzeit widerrufen werden. Der Arzt muss dem Wunsch des Patienten nachkommen.

10 Der Patient Johannes Kaufmann ist des Öfteren von Herrn Dr. Heine ermahnt worden, weil er sich nicht an die ärztlichen Anweisungen gehalten hat. Wegen einer erneuten Ermahnung ist Herr Kaufmann so erbost, dass er sofort zur Anmeldung geht. „Ich wechsle den Arzt. Geben Sie alle Unterlagen heraus. Die nehme ich mit!" In der Praxis von Dr. Heine erfolgt die Dokumentation der Patientendaten per EDV. Außerdem ist Sarah bekannt, dass gerade in diesem Fall Herr Dr. Heine persönliche Anmerkungen mit dokumentiert hat.
Daher antwortet Sarah: „Wir werden gerne Ihre Krankenakte ausdrucken. Sie können diese morgen abholen, oder wir senden sie Ihnen zu." „Ich bestehe darauf, sofort alle Akten mitzunehmen", beharrt Herr Kaufmann.

a) Hat Herr Kaufmann Anspruch darauf, unverzüglich seine gesamte Patientenakte zur Verfügung gestellt zu bekommen? Was könnte Sarah Herrn Kaufmann antworten?

....

....

....

....

....

....

....

....

b) Was passiert mit den persönlichen Anmerkungen von Herrn Dr. Heine? Sind diese Teil der Dokumentation und müssen sie Herrn Kaufmann zur Verfügung gestellt werden?

....

....

....

....

....

11 Tragen Sie die Aufbewahrungsfristen für ärztliche Unterlagen in der folgenden Tabelle ein:

	Dauer
Aufzeichnungen über Röntgentherapie	....
Aufzeichnungen über ein Durchgangsarztverfahren einschließlich Röntgenbilder	....
Ärztliche Aufzeichnungen, insbesondere Patientenkarteikarten	....
Krebsfrüherkennungsuntersuchungen Frauen/Männer (Berichtsvordruck Teil B)	....
Betäubungsmittel (BTM-Rezeptdurchschrift, BTM-Karteikarten, BTM-Bücher)	....
Gesundheitsuntersuchung (Teil B des Berichtsvordrucks nach der Untersuchung)	....
Arbeitsunfähigkeitsbescheinigung	....
Röntgenaufnahmen	....

12 Melanie macht sich Sorgen um das Wohl ihres ungeborenen Kindes.

„In der Zeitung stand gestern ein Artikel, in dem berichtet wurde, dass ein Arzt im Krankenhaus wegen einer nicht ordnungsgemäß durchgeführten Entbindung von den Eltern verklagt worden ist. Der Prozess läuft zurzeit hier am Gericht. Der Anwalt der Eltern hat einen enorm hohen Schadenersatzanspruch gestellt." „Wir verstehen ja, dass du dir Sorgen machst. Bei dir wird sicher alles gut gehen", antwortet Sarah.

a) Schreiben Sie auf, welche Arten von Behandlungsfehlern man unterscheidet. Prüfen Sie, welche dieser Behandlungsfehler im oben geschilderten Fall wohl am ehesten zutrifft. Begründen Sie Ihre Entscheidung.

....

....

....

....

....

....

b) Unterläuft einem Arzt ein Behandlungsfehler, so haftet er für die sich daraus ergebenden Folgen. Welche Arten der Haftung werden in diesem Zusammenhang unterschieden? Beschreiben Sie kurz, wodurch sich diese Arten der Haftung unterscheiden.

....

....

....

c) Wie ist die Haftung geregelt, wenn einer medizinischen Fachangestellten ein Behandlungsfehler unterläuft?

....

d) Wer hilft dem Patienten, der glaubt, bei ihm liege ein Behandlungsfehler vor, diesen auch seinem Arzt nachzuweisen?

....

Zusammenfassende Aufgabe zu Kapitel 4

Wer fragt, lernt mehr. Die folgende Übung dient dazu, durch Formulierung von Fragen zu den Antworten im rechten Kästchen wichtige Inhalte des Behandlungsvertrags zu wiederholen. Erstellen Sie Fragen, die genau auf die Antworten abgestimmt sind.

Fragen	Antworten
....	Jede ärztliche Behandlung erfolgt auf der Grundlage eines Behandlungsvertrags zwischen Arzt und Patient.
....	Der Behandlungsvertrag ist ein Dienstvertrag. Der Arzt schuldet nicht den Heilerfolg, sondern sein fachgerechtes Bemühen um Heilung.
....	Abgesehen von Notfällen ist es dem Arzt freigestellt, ob er einen Behandlungsvertrag abschließt. Dies gilt nicht für Vertragsärzte. Aufgrund der Teilnahme an der vertragsärztlichen Versorgung besteht eine Behandlungspflicht.
....	Der Behandlungsvertrag bedarf keiner besonderen Form. Er kommt üblicherweise durch konkludentes Handeln, Vergabe eines Termins oder Zusage eines Hausbesuchs zustande.
....	Hauptpflicht des Arztes ist es, dem Patienten geeignete Untersuchungs- und Behandlungsmethoden anzubieten.
....	Der Patient wird durch den Behandlungsvertrag zur Zahlung des Honorars nach GOÄ verpflichtet. Bei Kassenpatienten richtet sich der Vergütungsanspruch an die Kassenärztliche Vereinigung (KV).

5 Karteiführung

1 In der Praxis von Herrn Dr. Heine ist der Computer ausgefallen. „Was für ein Glück, dass wir zusätzlich immer noch auf Karteikarten dokumentieren“, sagt Sarah erleichtert.

a) Warum kann es sinnvoll sein, die Patientendaten sowohl elektronisch (Computer) als auch herkömmlich auf Karteikarten zu dokumentieren? Nennen Sie zwei Gründe.

(1) ....

....

....

(2) ....

....

....

b) Kann ein Kassenarzt heute noch auf eine Erfassung der Patientendaten mittels EDV verzichten? Geben Sie eine begründete Antwort. Berücksichtigen Sie dabei die Abwicklung der Abrechnung.

....

....

....

....

....

2 Beschreiben Sie, wie in Ihrer Ausbildungspraxis die Karteikarten sortiert sind.

....

....

....

....

....

....

....

....

3 Füllen Sie die nachfolgend abgebildete Karteikarte mit Ihren persönlichen Daten aus.

....

....

....

....

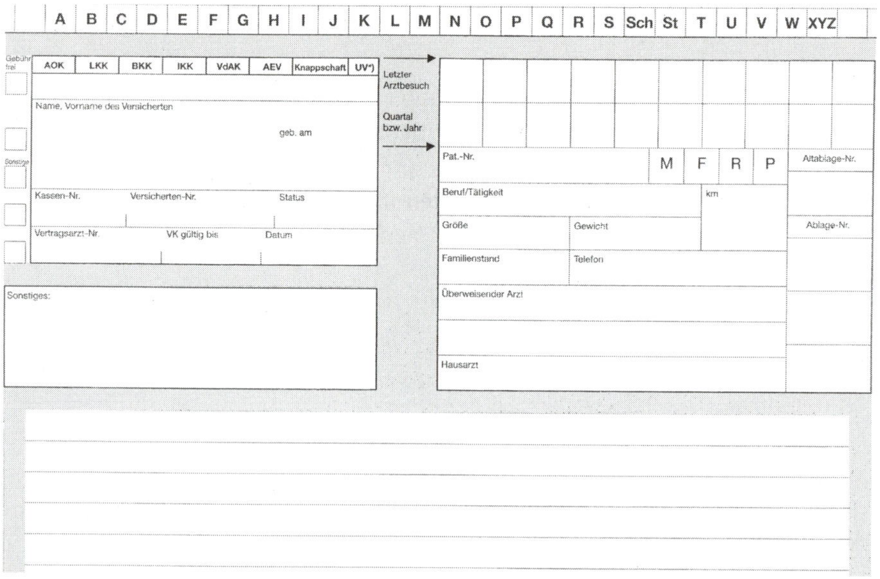

4 Wie lange müssen Karteikarten in der Praxis aufbewahrt werden?

...... Jahre

5 Ist die Zeit der Karteikarten in Praxen bald vorbei?

a) Lesen Sie hierzu den folgenden Auszug aus einem Aufsatz.

Lohnt sich der Aufwand einer Umstellung auf karteilose Praxisführung?

von Anna Schmiedel, Dortmund

War es vor zehn Jahren noch etwas Exklusives, wenn eine Praxis statt Karteikarten in jedem Behandlungszimmer einen PC stehen hatte und alle Einträge über die Praxissoftware vornahm, so ist das heute schon viel selbstverständlicher. Die meisten Neugründungen arbeiten von vornherein ohne die Papier-Karteikarten. Und auch in Praxen, die schon einige Zeit bestehen, entsteht zunehmend der Wunsch nach der papierlosen Praxis. Die Umstellung scheint jedoch eine große Hürde zu sein. Hat man sich doch an die gute alte Papier-Karteikarte gewöhnt und auch einen großen Teil der Praxisorganisation darauf abgestimmt. [...]

Die karteilose Praxisführung bietet viele Vorteile

In den meisten Praxen kommt es vor, dass Karten gesucht werden – vor allem dann, wenn es Spezialfächer für bestimmte Karten gibt (laufende Kartei GKV/PKV, offene Rechnungen, abgelegte Kartei usw.). Bei der karteilosen Praxisführung entfällt das zeitintensive Heraussuchen und Einsortieren der Karten. Auch wenn Karteikarten vom Praxisinhaber mit nach Hause genommen werden, sind sie häufig nicht mehr auffindbar.

Ein Nebeneffekt der karteilosen Praxisführung ist, dass die Rezeption viel aufgeräumter aussieht, weil dort keine Karteikarten herumliegen. So ist auch der Datenschutz besser zu gewährleisten.

Da die Leistungen ohnehin alle in den PC übertragen werden müssen, um diese mit Hilfe der Software abrechnen zu können, spart man viel Zeit, wenn sie direkt im Behandlungszimmer in die Software eingegeben werden. Hier entstehen auch weniger Fehler - weil Übertragungsfehler praktisch nicht mehr vorkommen und weil eine konzentrierte Kontrolle der Tageseintragungen von der Abrechnungsmitarbeiterin erfolgen kann. [...]

Genauere Dokumentation möglich

Die Praxissoftware bietet sehr viel mehr Möglichkeiten der Dokumentation als die herkömmliche Karteikarte. Man muss sich mit diesen Möglichkeiten nur einmal vertraut machen und diese dann konsequent nutzen:

- Bei Blutbefunden wird in der Papierkarteikarte meist ein Aufkleber oder ein Stempel in das Einlegeblatt aufgebracht. Der Platz, den Befund zu dokumentieren, ist damit sehr klein und es werden nur die nötigsten Informationen aufgeschrieben. In der Software dagegen besteht ohne großen Aufwand die Möglichkeit, Labordaten im Laborbogen genau zu dokumentieren - und zwar so, dass sie beim Blick auf die Befunde sofort sichtbar sind. Wird eine weitere Basisuntersuchung durchgeführt, dann wird der Befund nach der Leistungseingabe automatisch aktualisiert. Befunde (Blutuntersuchungen, radiologische Untersuchungen, Allergietests) werden in solchen vorgegebenen Bögen detailliert eingetragen. Selbst Blutabnahmen, die in verschiedene Labore gehen, können so übersichtlich in den Laborbogen eingegeben werden.
- Arztberichte von weiterbehandelnden Kollegen sind eingescannt, jederzeit und in allen Behandlungsräumen einsehbar. Kommt der Patient mit Schmerzen in die Praxis, sieht der Behandler beim Öffnen der elektronischen Karteikarte schnell und aktuell alle Befundergebnisse, die in der letzten Zeit eingegangen sind. Das spart Zeit und unnötige Doppeluntersuchungen und erleichtert die Diagnosestellung. Kommen Anfragen von Krankenhäusern oder mitbehandelnden Ärzten, kann die MFA nach kurzer Rücksprache mit den Ärzten schnell und korrekt Auskunft geben.

Quelle: http://www.iww.de/ppa/archiv/praxisorganisation-lohnt-sich-der-aufwand-einer-umstellung-auf-karteilose-praxisfuehrung-f29883, abgerufen am 18.04.2014

b) Welche Vorteile bietet demnach die Erfassung aller Patientendaten mithilfe des Computers.

....

....

....

....

....

c) Stimmt diese Darstellung der Verwaltung der Patientendaten mit dem Computer mit Ihren Erfahrungen überein? Zählen Sie aus Ihrer Sicht und Erfahrung Vor- und Nachteile der Patientenverwaltung mithilfe des Computers auf.

Vorteile: ....

....

Nachteile: ....

....

....

....

....

....

6 EDV für den Arzt – auf dem Weg zur digitalen Praxis

1 Dr. Heine möchte sicherstellen, dass ihm alle Patientenunterlagen über den Computer zur Verfügung stehen. Im Internet findet er hierzu folgende Werbung:

AdAkta schafft Freiräume – im Kopf und in der Praxis

AdAkta – der digitale Aktenschrank

AdAkta wurde speziell für die Bedürfnisse in der Arztpraxis, in Klinik und Labor entwickelt. AdAkta scannt, digitalisiert und archiviert Fremdbefunde, Arztbriefe, Faxe, Ultraschallbilder, Endoskopien, CT, MR, digitales Röntgen und andere Bilder auf Festplatten und auf CD/DVD.

AdAkta reduziert den Stress

Alle Bilder und Dokumente sind an jedem Arbeitsplatz in Sekundenschnelle verfügbar – ohne Suchen, Laufen und Sortieren.

Effiziente und schnelle Bedienung

Durch die ergonomisch ausgefeilte Benutzeroberfläche sind alle wichtigen Funktionen direkt auf einen Knopfdruck oder Mausklick ausführbar. Die Bedienung von Scanner, CD-Brenner und Videokarte ist nahtlos in die Benutzeroberfläche integriert - der lästige Wechsel zwischen Programmen verschiedener Hersteller entfällt. Das Ergebnis ist eine wirklich einfache und flüssige Bedienung!

Sicherheit

Durch den Einsatz modernster Datenbank-Technik (SQL-Server) erzielen wir nicht nur höchste Performance, sondern auch eine besonders hohe Ausfallsicherheit. Abgerundet wird das Sicherheitskonzept von AdAkta durch die „Archivierung auf CD/DVD". Damit erstellen Sie direkt aus AdAkta revisionssichere Archiv-Medien. Ganz einfach auf Knopfdruck.

Optimales Zusammenspiel

AdAkta lässt sich mit jedem Praxissystem problemlos kombinieren. Es müssen keine Patientendaten doppelt erfasst werden. Sie rufen den Patienten wie gewohnt im Praxissystem auf und schon zeigt Ihnen AdAkta eine übersichtliche Liste aller Dokumente.

Quelle: http://www.adakta.de/home/einfuehrung.html, abgerufen am 14.10.2013

a) Welche Art des Einsatzes von EDV wird hier beschrieben?

....

....

b) Nennen Sie sechs weitere Einsatzbereiche von EDV in der Arztpraxis.

(1) ....

(2) ....

(3) ....

(4) ....

(5) ....

(6) ....

2 In den meisten Arztpraxen werden in den verschiedenen Behandlungszimmern die Patientendaten über den Computer zur Verfügung gestellt. Dies setzt ein Mehrplatzsystem voraus. Privat wird überwiegend ein einzelner Computer mit entsprechenden Ein- und Ausgabegeräten genutzt (Einplatzsystem). Erkundigen Sie sich, welche Art von Mehrplatzsystem in Ihrer Praxis zum Einsatz kommt. Beschreiben Sie kurz die typischen Merkmale dieses Systems.

....

3 In der Datenverarbeitung unterscheidet man verschiedene Datenarten. Zählen Sie die einzelnen Datenarten der folgenden Oberpunkte auf.

Datenarten nach

- Art der verwendeten Zeichen:

(1) ……………………………………

(2) ……………………………………

(3) ……………………………………

(4) ……………………………………

- der Verwendung bei der Verarbeitung:

(1) ……………………………………

(2) ……………………………………

- der Häufigkeit ihrer Verwendung:

(1) ……………………………………

(2) ……………………………………

- der Stellung im Datenverarbeitungsprozess:

(1) ……………………………………

(2) ……………………………………

4 Die Praxissoftware steuert u. a. die Eingabe, Verarbeitung und Sicherung aller Patientendaten in einer Patientendatei. Erläutern Sie anhand von Beispielen folgende Begriffe aus der Dateiverwaltung:

Zeichen: Beispiel: ……………………………………

Erläuterung: ……………………………………

Datenfeld: Beispiel: ……………………………………

Erläuterung: ……………………………………

……………………………………

……………………………………

Datensatz: Beispiel: ……………………………………

Erläuterung: ……………………………………

……………………………………

Datei: Beispiel: ……………………………………

Erläuterung: ……………………………………

……………………………………

5 Die folgende Abbildung zeigt die Hardware einer Arztpraxis im Empfangsbereich:

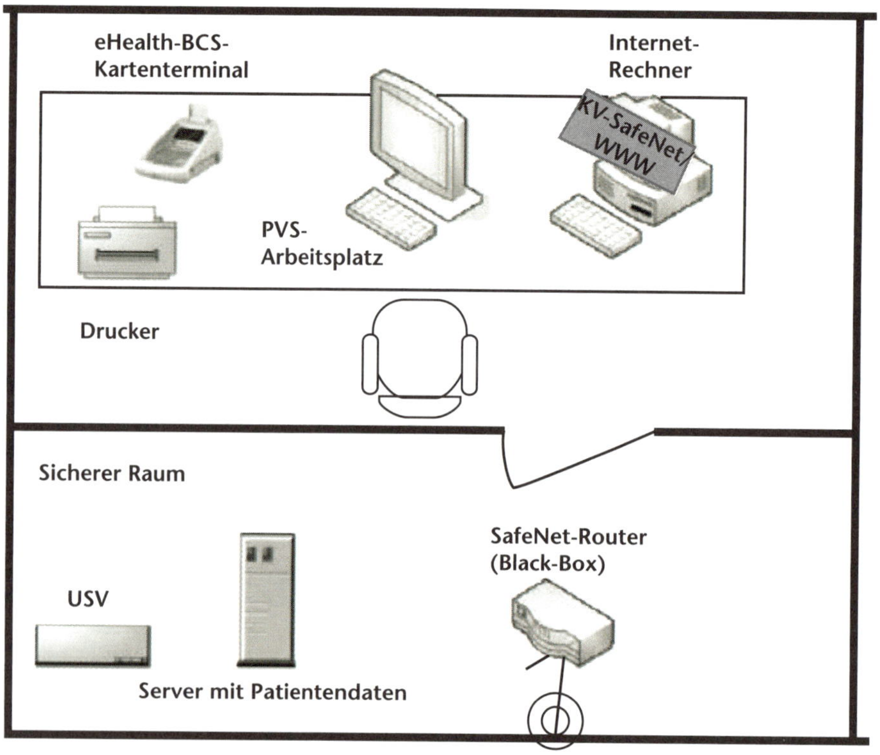

Der Hinweis KV-SafeNet am Internetrechner sagt aus, dass eine besonders gesicherte Internetverbindung zur KV besteht, über die u. a. direkt die Online-Abrechnung erfolgt. Die USV (Unterbrechungsfreie Stromversorgung) sorgt dafür, dass bei Stromausfall eine sichere Stromversorgung der Computeranlage über einen bestimmten Zeitraum gewährleistet ist.

a) Nennen Sie die Hardwarekomponenten des Computersystems zur **Verarbeitung** und **Speicherung** der Daten. Beschreiben Sie weiterhin kurz deren Funktion in diesen beiden Bereichen.

Computerkomponenten, die der Verarbeitung der Daten dienen	
Komponenten	**Funktion**
....	....
....	....
....	....

Computerkomponenten, die der Speicherung der Daten dienen	
Komponenten	**Funktion**
....	....
....	....

b) Denken Sie an den PC in Ihrer Ausbildungspraxis. Welche weiteren Geräte benötigen Sie für die Verarbeitung der Patientendaten? Beschreiben Sie diese mit ihrer Funktion unter den Gesichtspunkten „Eingabe“ bzw. „Ausgabe von Daten“.

Computerkomponenten, die der Eingabe der Daten dienen	
Komponenten	**Funktion**
....	....
....	....
....	....
....	....

Computerkomponenten, die der Ausgabe der Daten dienen	
Komponenten	**Funktion**
....	....
....	....

6 a) Ermitteln Sie in Ihrer Ausbildungspraxis, welche Software zur Verarbeitung von Daten verwendet wird. Tragen Sie diese unter folgenden Gesichtspunkten ein:

Betriebssystem

....

Arztsoftware
(Branchensoftware)

....

....

Standardsoftware

....

....

b) Erläutern Sie kurz den Begriff „Standardsoftware“. Nennen Sie typische Anwendungen in diesem Bereich.

....

....

....

....

7 Prüfen Sie die folgenden Aussagen zur elektronischen Gesundheitskarte.
Kreuzen Sie die **nicht** zutreffenden Aussagen an.

- ☐ Die elektronische Gesundheitskarte ergänzt die Krankenversichertenkarte. Auf dieser kann ein Patient medizinische Daten, Arztbesuche, Medikamente usw. speichern lassen.
- ☐ Ziel ist eine bessere und sichere Versorgung des Patienten. So kann ein Facharzt, z. B. Gynäkologe, bei der Verordnung eines Medikamentes feststellen, ob eventuell eine gefährliche Wechselwirkung mit Medikamenten besteht, die der Hausarzt verordnet hat.
- ☐ Die elektronische Gesundheitskarte enthält alle Daten, die bereits auf der Krankenversichertenkarte gespeichert sind.
- ☐ Zusätzlich muss die elektronische Gesundheitskarte speichern können, ob Zuzahlungen geleistet wurden und wie hoch die Summe der Zuzahlungen im Laufe eines Jahres ist.
- ☐ Ein Lichtbild auf der Vorderseite soll helfen, Verwechslungen und eine missbräuchliche Inanspruchnahme zu vermeiden.
- ☐ Die Rückseite der Karte dient als europäische Krankenversichertenkarte.

8 Prüfen Sie in den folgenden Fällen, ob es sich um
Maßnahmen des Datenschutzes = **1**, oder um
Maßnahmen der Datensicherung = **2**
handelt. Setzen Sie die entsprechenden Ziffern ein.

In der Anmeldung sind die Bildschirme so aufgestellt, dass kein Patient Einsicht nehmen kann.	....
Verlässt eine Medizinische Fachangestellte die Anmeldung, drückt sie eine bestimmte Tastenkombination. Sofort wird auf dem Bildschirm ein Bild sichtbar. Will sie nach Rückkehr zur Anmeldung Patientendaten in den Computer eingeben, muss sie sich mit einem Nutzernamen und Passwort anmelden.	....
Die Patientendaten werden nach der Sprechstunde auf eine externe Festplatte gespeichert.	....
Die Medizinische Fachangestellte im ersten Ausbildungsjahr hat die Erlaubnis, Patientenstammdaten an der Anmeldung einzugeben. Sie ist noch nicht berechtigt, Behandlungs- und Abrechnungsdaten einzugeben und zu bearbeiten.	....
Die externe Festplatte wird in einem feuersicheren Panzerschrank aufbewahrt, zu dem nur der Praxisinhaber und die Ersthelferin Zugang haben.	....
Da der Arzt sich bestimmte Behandlungsdaten zu Hause ansehen will, speichert er Behandlungsdaten neben der externen Festplatte zusätzlich auf einem Stick.	....
Bei einem Stromausfall sorgt ein USV-Gerät für eine unterbrechungsfreie Stromversorgung.	....
Wegen der Einbindung des Praxiscomputers in das Internet sind die Patientendaten verschlüsselt gespeichert. Weiterhin sorgen ein Virenschutzprogramm und ein Zugriffsschutzprogramm (Firewall) für Sicherheit.	....

a) Nennen Sie vier Schritte, die einzuhalten sind, um ein funktionierendes Terminsystem zu entwickeln.

(1) ....

(2) ....

(3) ....

(4) ....

b) Erarbeiten Sie – bezogen auf Ihre Ausbildungspraxis – aus Ihrer Sicht sinnvolle Zeitvorgaben für Behandlungen. Wenn in Ihrer Ausbildungspraxis bereits nach Terminen gearbeitet wird, tragen Sie die vorhandenen Zeitvorgaben hier ein.

....

c) Welche Maßnahmen sind denkbar, um Notfallpatienten möglichst außerhalb der normalen Sprechstunde zu behandeln?

....

d) Wie kann man Patienten dazu anzuhalten, möglichst nur mit einem Termin die Praxis aufzusuchen?

....

e) Wie planen Sie die Behandlungstermine in Ihrer Praxis für Patienten, die längerfristig oder dauerhaft in Behandlung sind?

....

3 a) Was versteht man unter einem „Recall-System"?

Geben Sie Beispiele aus Ihrer Ausbildungspraxis.

....

b) Welche rechtlichen Voraussetzungen sind beim Recall-System zu beachten?

....

c) Wie wird der Patient beim Recall-System über einen anstehenden Termin benachrichtigt?

....

4 Nach konsequenter Umsetzung der Regeln klappt es mit den Terminen in Dr. Heines Praxis immer besser. Praxispersonal und Patienten spüren die Vorteile des Systems, das aber auch Nachteile haben kann.

Prüfen Sie die folgenden Aussagen zum Bestellsystem auf ihre Richtigkeit.

	richtig	falsch
Die Auslastung der Praxis ist durch das Bestellsystem gleichmäßiger.	☐	☐
Auch Patienten ohne Termin sind zufrieden, da für sie entsprechende Pufferzeiten eingeplant sind.	☐	☐
Ein möglichst reibungsloser Praxisablauf ist gewährleistet, es sei denn, es kommen Patienten als Notfall.	☐	☐
Erscheint ein Patient nicht zu einem Termin, an dem eine umfassende Behandlung stattfinden soll, können Ausfallzeiten entstehen.	☐	☐
Erstpatienten beschweren sich, dass sie sehr lange auf einen Termin warten mussten.	☐	☐
Probleme ergeben sich für das Praxispersonal, das im Zweifelsfall einschätzen muss, ob ein Patient mit seinen Beschwerden als Notfall anzusehen ist.	☐	☐

Zusammenfassende Aufgabe zu den Kapiteln 5, 6 und 7

Der folgende Text findet sich auf der Internetseite eines Softwareanbieters für Physio- und Ergotherapeuten. Die hier getroffenen Aussagen lassen sich aber im Wesentlichen auf eine Arztpraxis übertragen.

a) Lesen Sie den folgenden Text:

Computer in der Praxis?

Wir leben im 21. Jahrhundert, dem Zeitalter des Internet und der Computer-Kids. Schon der Zeitgeist fordert jetzt den PC für jeden modernen Betrieb. Aber es gibt auch 1 000 rationale Gründe für die EDV in der Praxis.

Das grundlegende Argument kennen Sie sicher schon.

Der Computer erledigt viele Verwaltungsarbeiten schneller als Sie – das erhöht Ihre produktive Zeit und damit Ihren Umsatz oder verschafft Ihnen mehr Freizeit – ganz wie Sie wollen. So verringert sich allein der Aufwand für Privatrechnungen, Mahnungen oder die […] Kassenabrechnung auf einen Bruchteil der Zeit. Hinzu kommt die Ersparnis bei der Mitarbeiterabrechnung, der Tageskasse, der Buchhaltung, der Korrespondenz mit Ärzten, Patienten, Kassen.

Allein diese Fakten wiegen die Anschaffung eines Computers schon auf. Es gibt aber noch viele andere Argumente. Nicht jedes dieser Argumente trifft auf jede Praxis gleichermaßen zu. Unter dem Strich bleiben aber immer viele Vorteile.

Der Computer hilft Ihnen, Ihre Praxisverwaltung klarer zu organisieren. So sind die (im Computer gespeicherten) „Karteikarten" immer leserlich ausgefüllt, ordentlich sortiert und vollständig auffindbar. Kurzum, auf dem Schreibtisch herrschen aufgeräumte, klare Verhältnisse.

Natürlich sind Sie in erster Linie Therapeut. Daneben sind Sie aber auch Manager oder Managerin eines Praxisbetriebes. Hierfür müssen Sie Umsätze, Kosten und viele andere Informationen kennen – gerade in diesen Zeiten. Der PC liefert aktuelle Übersichten, Statistiken und betriebswirtschaftlichen Auswertungen. „Per Knopfdruck" sind Sie immer aktuell im Bilde.

Der Computer hilft, Fehler zu vermeiden. So erinnert er Sie, wenn die Zuzahlung nicht bezahlt wurde, Terminfristen nicht stimmen oder nicht abrechenbare Positionen verordnet wurden. Solche Fehler kosten sonst Ihr Geld. Trotz aller mühsamen Mathe-Stunden ist der Computer bei der Berechnung von Zuzahlungen, Rückgeld, Tagesabrechnungen usw. einfach zuverlässiger und schneller als der Mensch.

Unterschätzen Sie nicht die Wirkung eines modernen Erscheinungsbildes Ihrer Praxis auf Patienten und Ärzte. Ordentliche Quittungen, klare Rechnungen, werbewirksame Terminzettel und professionelle Korrespondenz. Dies ist übrigens eine der wenigen Werbemöglichkeiten, die für Ihren Berufsstand zulässig ist.

Eine Behandlungsbestätigung für den Arbeitgeber? Ein weiteres Duplikat der Rechnung? Ersatz für den verlorenen Terminzettel oder die verlorene Zuzahlungsquittung? Oder gleich einen Überweisungsträger zur Privatrechnung? Für den Computer ist dieser Patientenservice kaum mehr als ein Knopfdruck.

Haben Sie schon einmal eine pfiffige Terminplanung mit PC gesehen? Der Computer sucht schnell und sicher freie Termine. Natürlich berücksichtigt er die Arbeitszeiten, Praxisengpässe, Terminfristen und die vielen Extrawünsche des Patienten. Selbstverständlich ist auch das Ändern, Verschieben und Löschen von Terminen kein Problem. Und auch bei vielen Müllers, Schneiders und Maiers behält er voll den Überblick. Die komfortable PC-Terminplanung eröffnet ganz neue Möglichkeiten, für die Kleinpraxis ebenso wie für das Kurbad oder das Reha-Zentrum.

Ein PC kann mehr als nur Verwaltungsarbeiten erledigen. Inzwischen sind viele PC-Programme zur Unterstützung der Therapie verfügbar. Mit ihnen kann der Physiotherapeut z. B. Übungs- bzw. Trainingspläne für Patienten zusammenstellen, der Ergotherapeut z. B. Hirnleistungstraining gestalten oder der Logopäde das Sprachtraining unterstützen.

Der PC hilft Ihnen, schnell Ihr Geld zu erhalten, auch wenn der Patient kein Bargeld dabei hat. Kassieren Sie die Zuzahlung doch gleich mit der EC-Karte per Bankeinzug. Oder Sie erstellen die Rechnung für einen Privatpatienten im Anschluss an die Behandlung. Bedrucken Sie doch gleich einen Überweisungsträger.

Quelle: http://www.sovdwaer.de/theorg/theorg2.php, abgerufen am 18.06.2014

a) Entwickeln Sie für die Absätze eine Überschrift und setzen Sie diese in den folgenden Zeilen ein:

....

....

....

....

....

....

....

b) Der Nutzen des Computers für die Praxis wird hier äußerst positiv dargestellt. Beschreiben Sie die Ihrer Meinung nach auch möglichen Nachteile, die der Computereinsatz in der Praxis mit sich bringt.

....

....

....

....

....

Auf der Internetseite des Bundesministeriums für Gesundheit finden sich folgende Informationen zur Gesundheitskarte:

Allgemeine Informationen zur eGK

Die elektronische Gesundheitskarte

Warum löst die elektronische Gesundheitskarte die Krankenversichertenkarte ab?

Die Qualität der medizinischen Behandlung hängt heute immer mehr davon ab, ob die Ärztin oder der Arzt über alle notwendigen Informationen für die medizinische Versorgung seines Patienten verfügt. Mit der elektronischen Gesundheitskarte und einem sicheren, vom Internet getrennten elektronischen Gesundheitsnetz (Telematikinfrastruktur) können Gesundheitsdaten, die für die Behandlung benötigt werden, in Zukunft sicher und schnell elektronisch zur Verfügung gestellt werden, vorausgesetzt der Patient wünscht dies. Ziel ist es, die Qualität der medizinischen Versorgung zu verbessern, die Rolle der Patienten zu stärken und Kosten zu senken.

Was ändert sich beim Arztbesuch?

Für die Patientinnen und Patienten ändert sich beim Arztbesuch zunächst nichts. Die Erfahrungen zeigen, dass die elektronische Gesundheitskarte genauso problemlos eingelesen wird wie die Krankenversichertenkarte. Ärzte, Zahnärzte und Krankenhäuser sind mit modernen Kartenlesegeräten ausgestattet, die von den Krankenkassen finanziert wurden.

Was kann die neue Gesundheitskarte?

Die Anwendungen der elektronischen Gesundheitskarte werden schrittweise eingeführt. Zunächst werden administrative Daten der Versicherten, z. B. Name, Geburtsdatum und Anschrift sowie Angaben zur Krankenversicherung, wie die Krankenversichertennummer und der Versichertenstatus (Mitglied, Familienversicherter oder Rentner), gespeichert. Die elektronische Gesundheitskarte enthält ein Lichtbild. Ausnahmen gibt es lediglich für Jugendliche bis zum 15. Lebensjahr und für Versicherte, die bei der Erstellung des Lichtbildes nicht mitwirken können, wie z. B. immobile pflegebedürftige Patientinnen und Patienten. Das Lichtbild hilft, Verwechslungen zu vermeiden und die missbräuchliche Inanspruchnahme von Leistungen einzudämmen. Das Lichtbild trägt somit dazu bei, Kosten zu sparen. Neu im Vergleich zur Krankenversichertenkarte ist auch die Angabe zum Geschlecht. Damit sollen neben der Aufnahme des Lichtbildes zusätz lich Verwechslungen vermieden werden. Die Rückseite der elektronischen Gesundheitskarte kann für die „Europäische Krankenversicherungskarte" verwendet werden und macht eine unbürokratische Behandlung innerhalb Europas möglich.

Aktuelle Daten verhindern Missbrauch

Im nächsten Schritt ist ein Online-Abgleich der auf der Gesundheitskarte gespeicherten Versichertenstammdaten mit den bei der Krankenkasse vorliegenden aktuellen Daten des Versicherten vorgesehen. So können Veränderungen, die der Versicherte bereits an seine Krankenkasse gemeldet hat, z. B. eine Adressänderung, beim nächsten Arztbesuch automatisch per Knopfdruck auf der elektronischen Gesundheitskarte aktualisiert werden. Die Krankenkassen sparen, weil sie keine neuen Karten ausgeben müssen. Gleichzeitig können ungültige sowie verloren oder gestohlen gemeldete Karten besser als bisher erkannt werden. Missbrauch zu Lasten der Versichertengemeinschaft kann so weiter reduziert werden. Eine aktuelle elektronische Gesundheitskarte sorgt automatisch für aktuelle Daten in der Arztpraxis.

Sichere elektronische Kommunikation von Arzt zu Arzt
Für die Kommunikation der Ärzte untereinander wird heute meistens der Postweg genutzt. Das führt häufig dazu, dass einem Mitbehandler wichtige Informationen nicht zeitnah zur Verfügung stehen. Wenn der Arztbrief dann in der Praxis ankommt, muss er zusätzlich aufwendig digitalisiert werden, damit die Daten in die Praxis-EDV übernommen werden können. Deshalb fordern Ärztinnen und Ärzte schon lange, dass die Voraussetzungen dafür geschaffen werden, dass Befunde schnell und sicher elektronisch von Arzt zu Arzt übermittelt und digitalisiert übernommen werden können. Die für die Einführung der elektronischen Gesundheitskarte zuständigen Organisationen der Selbstverwaltung (Ärzte, Zahnärzte, Krankenhäuser, Krankenkassen, Apotheken) haben mit den Umsetzungsvorbereitungen hierzu begonnen.

Im Notfall lebensrettend
Im Notfall kann es lebensrettend sein, dass die Ärztin oder der Arzt Informationen, z. B. über bestehende Vorerkrankungen oder Allergien des Versicherten, erhält. In der nächsten Ausbaustufe ist daher vorgesehen, dass der Versicherte diese Informationen als Notfalldaten auf der Gesundheitskarte speichern lassen kann, wenn er dies wünscht. Im Notfall können diese Daten von Ärzten bzw. Rettungsassistenten dann situationsbedingt auch ohne Mitwirkung der Patienten (d. h. ohne PIN-Eingabe) ausgelesen werden. Allerdings wird in diesen Fällen ein elektronischer Heilberufsausweis benötigt, den nur bestimmte gesetzlich festgelegte Berufsgruppen erhalten (z. B. Ärzte).

Welche Wahl haben Versicherte bei den medizinischen Anwendungen?
Die jetzt ausgegebenen Gesundheitskarten sind für die Aufnahme weiterer medizinischer Anwendungen vorbereitet. Diese können später – wenn der Versicherte dies wünscht – ohne Austausch der Karten nach und nach online zugeschaltet werden. Voraussetzung ist, dass die Anwendungen sich in Praxistests bewähren und die strengen Sicherheitsregeln einhalten. So sind z. B. später neben den Notfalldaten eine Arzneimitteldokumentation, eine Impfdokumentation oder auch eine elektronische Patientenakte mit der elektronischen Gesundheitskarte denkbar.

Jeder Versicherte wird zu gegebener Zeit selbst entscheiden, ob und in welchem Umfang er von den neuen Möglichkeiten der elektronischen Gesundheitskarte Gebrauch machen möchte. Er bestimmt auch, ob und in welchem Umfang er eine Anwendung wie die Notfalldaten nutzen wird und ob er die Karte zur Dokumentation seiner Organspendebereitschaft einsetzt. Darüber hinaus können Patienten ihre Daten einsehen bzw. sich ausdrucken oder auch wieder löschen lassen. Nur die Verwaltungsdaten der Versicherten werden – wie bei der Krankenversichertenkarte – verpflichtend auf der Gesundheitskarte gespeichert.

Wie sicher sind meine Daten?
Datenschutz und Praktikabilität haben höchste Priorität und werden durch gesetzliche und technische Maßnahmen sichergestellt. Die Kommunikation von sensiblen Gesundheitsinformationen ist über ein eigens zu diesem Zweck zu errichtendes sicheres Gesundheitsnetz vorgesehen. Dieses ist nicht vergleichbar mit dem öffentlichen Internet. Medizinische Daten werden bereits verschlüsselt, bevor sie die Arztpraxis verlassen. Sie können – wenn der Patient den Zugriff auf diese Daten einem mitbehandelnden Arzt ermöglichen möchte – nur durch das gleichzeitige Stecken seiner Gesundheitskarte und des Heilberufsausweises des Arztes in das Kartenlesegerät entschlüsselt werden. Daher ist eine „Entschlüsselung" durch Dritte ausgeschlossen. .... Darüber hinaus müssen die Patientin bzw. der Patient einem Zugriff auf medizinische Daten jeweils durch die Eingabe einer PIN zustimmen. Eine Ausnahme bilden die Notfalldaten; hier ist für einen Zugriff zwar ein Heilberufsausweis, situationsbedingt jedoch keine PIN-Eingabe des Patienten erforderlich. Mit der elektronischen Gesundheitskarte erhalten die Patientinnen und Patienten ein technisches Werkzeug, um ihre Gesundheitsdaten wirksam vor unberechtigten Zugriffen zu schützen.

Sie bestimmen selber, wer wann welche Daten speichern, einsehen und ändern kann. Die Maßnahmen zum Datenschutz stellen ein Höchstmaß an Schutz für die sensiblen Gesundheitsdaten dar. Sie werden laufend technisch weiterentwickelt und sind eng mit dem Bundesbeauftragten für den Datenschutz und die Informationsfreiheit abgestimmt.

Quelle: http://www.bmg.bund.de/krankenversicherung/elektronische-gesundheitskarte/allgemeine-informationen-egk.html, abgerufen am 18.06.2014

Sachtexte beinhalten eine Vielzahl von Aussagen zu Wissensfragen. Es werden Informationen gegeben, die zum Verständnis eines Sachverhalts notwendig sind. Sie enthalten aber auch Aussagen zu Wertfragen, d. h., es werden Einschätzungen wiedergegeben.

a) Lesen Sie den vorliegenden Text.

b) Markieren Sie die Textteile mit Sachaussagen. Markieren Sie die Textteile mit Wertfragen. Verwenden Sie für die Sachaussagen und Wertfragen unterschiedliche Farben.

c) Entnehmen Sie dem Text die Ziele, die man mit der elektronischen Gesundheitskarte verfolgt. Tragen Sie diese Ziele hier ein.

....

....

....

....

d) Welche technischen Voraussetzungen müssen in der Arztpraxis und bei allen anderen Einrichtungen des Gesundheitssystems vorhanden sein, damit die elektronische Gesundheitskarte mit allen ihren Funktionen zum Einsatz kommt?

....

....

....

....

....

....

....

....

e) In welcher Form kommt in Ihrer Praxis die elektronische Gesundheitskarte schon zum Einsatz?

....

....

....

f) Welche Chancen sehen Sie, dass die elektronische Gesundheitskarte mit allen Ihren Funktionen bald umfassend genutzt wird?

....

....

....

Lernfeld 6: Waren beschaffen und verwalten

1 Die Anfrage als Möglichkeit der Bezugsquellenermittlung – das Angebot als Grundlage für den Abschluss eines Kaufvertrags

Situation:

Herr Dr. Heine hat auf einer Messe einen Stuhl gesehen, der ihm für die Neueinrichtung des Wartezimmers als besonders geeignet erscheint. Aus dem Prospekt ist zu ersehen, dass es sich um einen Stuhl der Firma BP Spezialmöbelfabriken für Büro und Praxis, Röntgenstr. 8, 22335 Hamburg, handelt. Der Stuhl hat die Artikelnummer 131117BL.

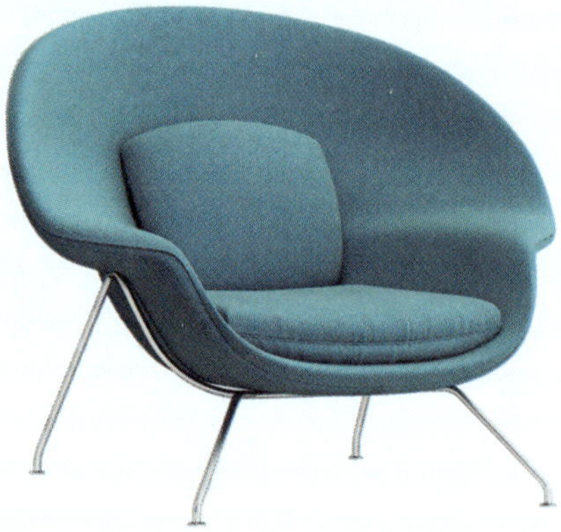

Art.-Nr. 131117BL Komfortabler Wartezimmerstuhl

Ansonsten stehen im Prospekt folgende Produktinformationen

Dieser Wartezimmerstuhl bietet durch seine bequeme Schaumstoffpolsterung einen besonders hohen Sitzkomfort. Das Gestell des Wartezimmerstuhls besteht aus verchromtem Stahlrohr, die geschwungenen Armlehnen aus Buche-Massivholz.

Produktdetails:

- Wartezimmerstuhl mit bequemer Schaumstoffpolsterung
- Gestell aus verchromtem Stahlrohr
- Geschwungene Armauflagen aus Buche-Massivholz
- 4 Jahre Herstellergarantie auf die Festigkeit des Gestells
- Sitztiefe: 56 cm
- Sitzbreite: 53 cm
- Farbwahlmöglichkeiten: blau, schwarz, grau, rot

1 a) Schreiben Sie für Dr. Heine eine Anfrage an die Firma SBP und bitten Sie um Auskunft zum Preis, zu den Lieferungs- und Zahlungsbedingungen bei einer Auftragsmenge von zwölf Stühlen.

Dr. med. Hubert Heine

Schillerstr. 54

44623 Herne

....

....

....

....

Datum ....

....

Sehr geehrte ....,

....

....

....

....

....

....

....

....

....

....

....

....

....

....

....

Mit freundlichen Grüßen

Dr. med. Hubert Heine

b) Um welche Art von Anfrage handelt es sich in diesem Fall?

....

c) Sarah, die auszubildende Medizinische Fachangestellte befürchtet, dass bei dieser Art von Anfrage Dr. Heine rechtlich gebunden ist, was bedeuten würde, dass er diese Wartezimmerstühle bei der Firma SBP bei einer Lieferzusage bestellen muss. Nehmen Sie hierzu Stellung.

....

....

....

....

....

2 Die Firma SBP sendet Herrn Dr. Heine aufgrund der Anfrage folgendes Angebot:

Spezialmöbelfabriken für Büro und Praxis
Röntgenstraße 8
22335 Hamburg

SBP

SBP Röntgenstraße 8 22335 Hamburg

Herrn
Dr. Hubert Heine
Schillerstraße 54
44623 Herne

Angebot-Nr.	06-002364
Kunden-Nr.	
Ihre Anfrage vom:	14.08. ...
Ihr Zeichen:	He/Vh
Ihr Ansprechpartner:	A. Frings
Telefon:	040 88661-0
Fax:	040 88661-17
E-Mail:	frings@sbp.de
Datum:	22.09. ...

Sehr geehrter Herr Dr. Heine,

vielen Dank für Ihre Anfrage.

Wir freuen uns über Ihr Interesse und übersenden Ihnen beiliegend unser Angebot. Es gelten, soweit keine anderen Bedingungen vereinbart wurden, unsere allgemeinen Geschäftsbedingungen (AGB), die Sie im Internet unter www.sbp.de abrufen können. Selbstverständlich senden wir Ihnen diese auf Anfrage zu.

Wir erwarten gerne Ihren Auftrag und sehen einer guten Zusammenarbeit entgegen. Bei Rückfragen und für weitere Beratungen stehen wir Ihnen jederzeit zur Verfügung.

Mit freundlichen Grüßen

SBP Spezialmöbelfabriken für Büro und Praxis

Annette Frings

Spezialmöbelfabriken für Büro und Praxis
Röntgenstraße 8
22335 Hamburg

SBP

Angebot: 06-002364

Pos.	Modell/Beschreibung	Menge Gesamt	Einzelpreis €	Gesamtpreis €
1	**Komfortabler Wartezimmerstuhl blau** Artikelnummer 131117BL	**12**	**97,50**	**1 170,00**
	Nettowarenwert			**1 170,00**
	+ Umsatzsteuer (19 %)			**222,30**
	Gesamtbetrag			**1 392,30**

Wartezimmerstuhl mit bequemer Schaumstoffpolsterung
Gestell aus verchromtem Stahlrohr
Geschwungene Armauflagen aus Buche-Massivholz
4 Jahre Herstellergarantie auf die Festigkeit des Gestells
Sitztiefe: 56 cm
Sitzbreite: 53 cm
Zahlungsbedingungen: 2 % Skonto, 14 Tage, 30 Tage netto
Lieferzeit: ca. 6–8 Wochen nach technischer und kaufmännischer Klärung
Garantie: 3 Jahre
Lieferung: erfolgt ab 1 000,00 € Nettowarenwert frachtfrei

Für die Anlieferung unter 1 000,00 € berechnen wir Frachtkosten in Höhe von 10 % der Auftragssumme, mindestens jedoch 50,00 €.

a) Erläutern Sie die in diesem Angebot genannten Lieferungs- und Zahlungsbedingungen.

....

....

....

....

b) Dr. Heine möchte die Stühle im Rahmen einer Renovierung der Praxis genau am 30.11. ... geliefert bekommen. Die Firma SBP ist aber nur bereit, eine Lieferfrist von sechs Wochen nach Auftragseingang zuzusichern. Wie bezeichnet man Käufe, in denen der Liefertermin

- kalendermäßig genau festgelegt ist? ....
- durch Angabe einer Lieferfrist festgelegt ist? ....

c) Die Firma SBP räumt ihren Kunden ein Zahlungsziel von 30 Tagen ein, bietet bei Zahlung innerhalb von 14 Tagen aber 2 % Skonto. Was versteht man unter „Skonto“?

....

....

....

d) Wodurch unterscheiden sich Skonto und Rabatt? Geben Sie Beispiele für die unterschiedlichen Arten von Rabatten.

3 Prüfen Sie die folgenden Aussagen zum Angebot.
Kreuzen Sie die zutreffenden Aussagen an.

- ☐ Sendet ein Anbieter einem Praxisinhaber persönlich ein Angebot, in dem er sich verpflichtet, eine genau beschriebene Ware unter genau genannten Bedingen zu liefern, liegt im rechtlichen Sinne eine Willenserklärung vor, an die der Anbieter gebunden ist. Das Angebot muss daher stets in schriftlicher Form erfolgen.
- ☐ Sendet ein Anbieter ein Angebot aufgrund einer Anfrage, spricht man von einem verlangtem Angebot. Ein niedergelassener Arzt erhält auch viele unverlangte Angebote, die ohne Anfrage der Praxis zugestellt werden.
- ☐ Der Anbieter ist an sein Angebot über einen bestimmten Zeitraum gebunden. Bei schriftlichen Angeboten beträgt dieser Zeitraum einen Monat.
- ☐ Die Bindung an das Angebot kann der Anbieter durch Freizeichnungsklauseln ausschließen. Durch Freizeichnungsklauseln wie „solange der Vorrat reicht", „Preise freibleibend" wird die Bindung an das Angebot ausgeschlossen.
- ☐ Ein Angebot, das keine Frist zur Annahme enthält, ist ein unbefristetes Angebot. Es ist unverzüglich so anzunehmen, wie es abgegeben wurde. Allerdings gilt die Bestellung per Post grundsätzlich als ausreichend. Das heißt beispielsweise, ein per Fax eingetroffenes Angebot kann unverzüglich mit einer Bestellung per Brief angenommen werden.
- ☐ Hat der Anbieter eine Frist für die Annahme des Angebotes eingeräumt (befristetes Angebot), z. B. gültig bis 31.08…, so kann der Arzt in aller Ruhe in dieser Frist seine Bestellung aufgeben.

4 Herr Dr. Heine bestellt am 24.09. … 12 Komfortable Wartezimmerstühle in Blau entsprechend dem vorliegenden Angebot.

a) Ist damit ein Kaufvertrag abgeschlossen?

b) In den AGB der SBP Spezialmöbelfabriken für Büro und Praxis ist u. a. festgelegt:

> **1.2 Angebote von uns sind freibleibend.**
>
> Ein Vertrag kommt erst mit schriftlicher Auftragsbestätigung durch uns zustande. Auftragsbestätigungen, Lieferscheine und sonstige Bestätigungsschreiben von uns werden vom Kunden als inhaltlich richtig anerkannt, es sei denn, er widerspricht diesen schriftlich unverzüglich, spätestens innerhalb von vier Werktagen ab Zugang.
> Mit der Bestellung eines Werks oder einer Ware erklärt der Kunde verbindlich, den Auftrag erteilen zu wollen. Wir sind berechtigt, das in der Bestellung liegende Vertragsangebot innerhalb von zwei Wochen nach Eingang bei uns anzunehmen. Die Annahme kann entweder schriftlich oder durch Übergabe des Werks oder der Ware an den Kunden erklärt werden.

Was lässt sich über die Verbindlichkeit des Angebots der Firma SBP aufgrund dieser Klauseln in den AGB feststellen?

c) Auf welche andere Art und Weise kann die Bindung des Anbieters an sein Angebot eingeschränkt werden?

5 Prüfen Sie die folgenden Aussagen zu den Bedingungen in einem Angebot.
Kreuzen Sie die zutreffenden Aussagen an.

- ☐ Sind keine besonderen Vereinbarungen getroffen, wer die Kosten des Versandes der Ware trägt, hat der Verkäufer die Kosten der Beförderung der Ware zu tragen.
- ☐ Beim Kauf von Praxisinventar, insbesondere bei technischen Geräten (z. B. Ultraschallgeräte, Röntgengeräte usw.), bietet der Lieferant normalerweise die kostenfreie Lieferung und die funktionsfähige Übergabe des Gerätes an.
- ☐ Fehlt eine Vereinbarung der Lieferzeit, muss der Verkäufer die Ware innerhalb eines Monats liefern.
- ☐ Ist ein Liefertermin kalendermäßig genau festgelegt, z. B. Lieferung 28.02…, spricht man von einem Terminkauf.
- ☐ Fehlt eine Vereinbarung, wann die gekaufte Ware zu bezahlen ist, muss der Käufer innerhalb eines Monats die Ware bezahlen. Danach gerät er automatisch in Zahlungsverzug.
- ☐ Bei einem Zielkauf bekommt der Käufer ein Zahlungsziel eingeräumt, z. B. die Ware ist zahlbar innerhalb von sechs Wochen nach Lieferung.

6 Im Punkt „8. Allgemeine Bestimmungen“ der AGB der Firma SBP ist u. a. festgelegt:

> […] Soweit der Kunde Kaufmann im Sinne des Handelsgesetzbuchs, juristische Person des öffentlichen Rechts oder eines öffentlich-rechtlichen Sondervermögens ist, wird als ausschließlicher Gerichtsstand für alle sich aus dem Vertragsverhältnis unmittelbar oder mittelbar ergebenden Streitigkeiten Hamburg vereinbart mit der Maßgabe, dass wir den Kunden auch an seinem allgemeinen Gerichtsstand verklagen können. […]

a) Warum ist es sinnvoll, die Vereinbarung eines vertraglichen Erfüllungsorts und Gerichtsstands nur mit Kaufleuten im Sinne des Handelsgesetzbuchs bzw. juristischen Personen zu vereinbaren?

b) Welcher Erfüllungsort bzw. Gerichtsstand gilt beim Kauf der Objektstühle durch Herrn Dr. Heine?

7 Prüfen Sie, ob in den folgenden Fällen ein Kaufvertrag zustande gekommen ist.
Kreuzen Sie die richtigen Aussagen an.

- ☐ Dr. Heine erhält ein verbindliches Angebot über eine Patientenliege von der Firma ALLMED. Er bestellt die Liege termingerecht.
- ☐ Dr. Ludwig hat per Brief ein Angebot über einen Arztkoffer erhalten. Er bestellt drei Wochen nach Eingang des Briefes den Koffer.
- ☐ Die Firma Medina hat Herrn Dr. Schreyer einen Drehhocker mit einem Höhenverstellbereich von 43–56 cm mit blauer Polsterung angeboten. Dr. Schreyer bestellt den Hocker mit einer Polsterung in der Farbe Hellgrau.
- ☐ Die Firma Praxisservice hatte in ihrem Angebot über drei manuelle Blutdruckmessgeräte vermerkt: „unverbindliches Angebot“. Frau Dr. Block bestellt aufgrund des Angebotes die Blutdruckmessgeräte.
- ☐ Die Firma Praxisservice sendet umgehend an Frau Dr. Block eine Auftragsbestätigung.
- ☐ Frau Dr. Schneider bestellt bei der Firma Medizin Service drei Packungen zu 100 Stück Latexhandschuhe.

8 Sarah möchte in ihrem Zimmer nun endlich einen eigenen Fernseher haben. Ihr gefällt besonders ein LCD-Gerät zum Preis von 899,99 €. Da aber ihre Ersparnisse dafür nicht ausreichen, hat sie sich im Internet bei dem entsprechenden Anbieter schon den Ratenpreis ausrechnen lassen. Sie möchte das Gerät in Raten mit einer Laufzeit von 48 Monaten bezahlen. Folgende Möglichkeit zur Ratenzahlung wird ihr angezeigt:

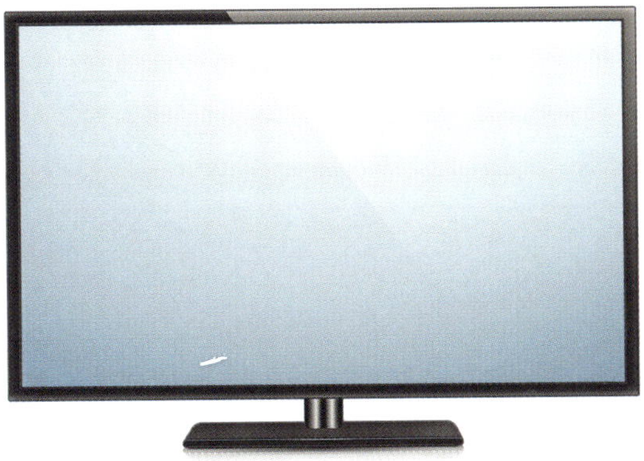

Lwowitsch & Rosing 50S9662LED, 126 cm (50 Zoll), 1080p (Full HD) LED

Unverbindliche Preisempfehlung:
statt 1.149,00 EUR

€ 899,99 **–22 %**
oder € 25,40 in 48 Raten

a) Bei einem Gespräch mit Freundinnen äußern diese Bedenken, einen Fernseher auf Raten zu kaufen. Schreiben Sie Ihre eigenen Bedenken auf, die Ihnen zu einem Ratenkauf einfallen. Beziehen Sie sich dabei auch auf die vorliegende Abbildung und vergleichen Sie den Ratenpreis mit dem Barpreis.

b) Durch die Bedenken ihrer Freundinnen verunsichert wendet sich Sarah an ihre Sparkasse und erkundigt sich nach den Möglichkeiten einer Finanzierung. Betrachten Sie folgenden Auszug aus einem Prospekt.

Sparkassen Privatkredit
Jetzt online beantragen!
Günstige Zinsen. Flexible Laufzeiten. Faire Beratung.
mehr Infos
schon ab 4,99%*

Erkundigen Sie sich nach den Zinssätzen bei Ihrem Kreditinstitut. Beurteilen Sie, welche Art der Finanzierung wohl günstiger ist.

9 Überprüfen Sie die folgenden Aussagen zu Form und Inhalt von Ratenkrediten. Berichtigen Sie da, wo es nötig ist, die Aussagen.

	richtig	falsch
Ein Ratenkauf muss stets in schriftlicher Form abgeschlossen werden, wobei bestimmte Inhalte zwingend enthalten sein müssen.	☐	☐

Richtige Antwort:

	richtig	falsch
Vorgeschrieben ist ein schriftlicher Hinweis auf die Widerrufsfrist von vier Wochen.	☐	☐

Richtige Antwort:

	richtig	falsch
Der Barzahlungspreis und der Betrag des Zinsaufschlags in Euro sind anzugeben.	☐	☐

Richtige Antwort:

	richtig	falsch
Weiterhin ist die Höhe der einzelnen Raten anzugeben. Außerdem wird in diesem Zusammenhang angegeben, wann die einzelnen Raten fällig sind.	☐	☐

Richtige Antwort:

	richtig	falsch
Des Weiteren muss der Käufer schriftlich informiert werden, wie hoch der Zinsaufschlag ist. Die sonst noch anfallenden Kosten sind genau aufzulisten.	☐	☐

Richtige Antwort: ....

....

10 a) Lesen Sie die folgenden Hinweise zu Kaffeefahrten. Markieren Sie die Textteile, die rechtliche Aussagen zu den dort abgeschlossenen Verträgen enthalten.

Jeder, der an Kaffefahrten teilnimmt, sollte auf Folgendes achten:

- [...] Keiner kann Sie zwingen, an der Verkaufsveranstaltung teilzunehmen. [...] Trotzdem haben Sie einen Anspruch auf alle bezahlten Leistungen. Der Veranstalter darf Sie also nicht von der gebuchten Schifffahrt ausschließen oder die Verpflegung streichen. Auch die versprochenen – allerdings oft geringwertigen – Geschenke dürfen Sie einfordern. [...]
- Denken Sie dran: Die auf der Werbeveranstaltung angebotenen Waren sind meist überteuert oder minderwertig. [...] Vorsicht ist auch bei Sonderangeboten und Spezialrabatten angebracht. Selbst die sind häufig noch teurer als vergleichbare Produkte zu regulären Preisen.
- Lassen Sie sich auf keinen Fall zu einem Kauf drängen. Unterschreiben Sie nichts, was Sie nicht wollen oder nicht verstanden haben. Lassen Sie sich nicht durch Drohungen einschüchtern.
- Achten Sie bei einer Bestellung auf das richtige Datum im Vertrag und verlangen Sie die Vertragsdurchschrift. Name und Adresse des Verkäufers müssen dort vollständig angegeben sein. Ein Postfach reicht für eine spätere Reklamation nicht aus. Vorsicht ist trotzdem angebracht, denn manche Händleradressen sind frei erfunden.
- Zahlen Sie nichts an. Wer den Kaufvertrag widerruft, bekommt sonst womöglich nur schwer sein Geld wieder zurück.
- Wer den Kauf bereut: Die meisten Verträge, die auf Kaffeefahrten geschlossen werden, können ohne Begründung innerhalb von zwei Wochen widerrufen werden – am besten per Einschreiben. Ohne ordnungsgemäße Widerrufsbelehrung bleibt Ihnen auch noch länger Zeit, sich vom Vertrag zu lösen.

Quelle: http://www.vz-nrw.de/noses/BWF4451A/Kaffeefahrten-Viele-falsche-Versprechungen, abgerufen am 14.06.2014

b) Übertragen Sie hier die Aussagen der einzelnen Absätze. Ergänzen Sie diese mit den im Lehrbuch genannten und zu beachtenden Rechtsvorschriften.

....

....

....

....

....

....

....

....

11 Sarah hat im Internet endlich den lang gesuchten Rollkragenpullover gefunden. Trendig grob gestrickt, mit dekorativem Zopfmuster vorn und an den Ärmeln entsprach der Pullover in der Farbe „Terra“ so ganz ihren Vorstellungen. Auch der Einzelpreis von 38,50 € war für eine Auszubildende noch akzeptabel. Was für eine böse Überraschung erwartete sie aber bei der Lieferung der Ware! Zusätzlich zum Preis mussten 5,00 € Versand- und Verpackungskosten gezahlt werden. Weiterhin entsprach die Farbe des Pullovers bei Weitem nicht derjenigen auf der entsprechenden Internetseite.

a) Beschreiben Sie, welche Informationen ein Verkäufer beim Versandhandelskauf unbedingt an den Käufer geben muss.

-
-
-
-

b) Welche dieser Vorschriften hat der Verkäufer im oben geschilderten Fall nicht beachtet?

c) Sarah sendet den Pullover zurück, da er ihr nicht gefällt. Der Verkäufer schreibt ihr daraufhin eine E-Mail: Aus Gründen der Kulanz akzeptieren wir die Rücksendung eines Pullovers im Warenwert von 38,50 €. Allerdings können wir Ihnen nicht die Kosten der Rücksendung erstatten. In unserer Rücknahmegarantie heißt es: „Die Versandkosten der Rücksendung werden Ihnen erstattet, wenn Sie innerhalb von 14 Tagen nach Erhalt der Ware den Kaufvertrag schriftlich oder per E-Mail widerrufen haben und die Ware an uns zurückgeschickt haben und der Wert der Bestellung über 40,00 € liegt. Wir bitten daher um Ihr Verständnis.“ Ist das Vorgehen des Verkäufers in diesem Fall korrekt? Prüfen Sie den Tatbestand und geben Sie eine entsprechende Begründung.

12 a) Setzen Sie in den folgenden Text zu den allgemeinen Geschäftsbedingungen Überschriften ein. Ergänzen Sie die Lücken im Text und nutzen Sie hierzu die unter dem Text stehenden Textteile.

Allgemeine Geschäftsbedingungen

....

Allgemeine Geschäftsbedingungen, abgekürzt „AGB", sind alle für eine • .... vorformulierten Vertragsbedingungen. Dadurch werden Vertragsabschlüsse, beispielsweise bei Kaufverträgen, standardisiert, vereinfacht und somit beschleunigt.

....

Gerade bei Kaufverträgen ist aber oft festzustellen, dass Verkäufer mithilfe der AGB versuchen, die Risikoverteilung und Haftung aus dem Vertrag • .... zu gestalten. Denn die Verkäufer als Unternehmer sind meist wirtschaftlich stärker und geschäftlich erfahrener. Oft werden dann einseitig für den Verkäufer • .... und manchmal auch für den Käufer überraschende Regelungen durchgesetzt.

....

Daher bestand und besteht das Bedürfnis, allgemeine Geschäftsbedingungen einer Kontrolle zu unterwerfen. Bestimmte Klauseln dürfen in einem Vertrag einfach keine Gültigkeit erhalten. Der • .... hat daher besondere Regeln zur Handhabung von AGB geschaffen. Zunächst wurde ein „Gesetz zur Regelung des Rechts der allgemeinen Geschäftsbedingungen (AGB-Gesetz)" geschaffen. Durch das Gesetz zur „Modernisierung des Schuldrechts" wurden dann diese • .... in das Bürgerliche Gesetzbuch (BGB) übernommen.

....

Allgemeine Geschäftsbedingungen werden, bezogen auf unser Beispiel des Kaufvertrags, nach § 305 Absatz 2 BGB nur • .... des Vertrags, wenn der Verkäufer bei Vertragsabschluss ausdrücklich darauf hinweist und dem Käufer die Möglichkeit verschafft, in zumutbarer Weise vom Inhalt der allgemeinen Geschäftsbedingungen Kenntnis zu nehmen. Weiterhin muss der Käufer mit den AGB einverstanden sein.

....

Insbesondere ist gesetzlich geregelt, dass

- • .... Vorrang haben vor Allgemeinen Geschäftsbedingungen.
- • ...., mit denen der Käufer nicht zu rechnen brauchte, werden nicht Vertragsbestandteil.
- Zweifel bei der • .... von Klauseln gehen immer zulasten des Verkäufers.

individuelle Vertragsabreden • zu ihren Gunsten • Gesetzgeber • Vielzahl von Verträgen • gesetzlichen Regelungen • überraschende Klauseln • Bestandteil • Auslegung • begünstigende Klauseln

13 Im Angebot der Firma SBP Spezialmöbelfabriken für Büro und Praxis heißt es:

> Es gelten, soweit keine anderen Bedingungen vereinbart wurden, unsere allgemeinen Geschäftsbedingungen (AGB), die Sie im Internet unter www.sbp.de abrufen können. Selbstverständlich senden wir Ihnen diese auf Anfrage gerne zu.

a) Prüfen Sie noch einmal die Voraussetzungen für die Einbeziehung allgemeiner Geschäftsbedingungen in einen Vertrag. Sind diese Voraussetzungen hier erfüllt? Begründen Sie Ihre Antwort.

b) In den AGB der Fa. SBP steht unter „4 Preise und Zahlungsbedingungen“:

> 4.1 Alle Preise werden nach der bei Auftragsbestätigung jeweils gültigen Preisliste berechnet, sofern etwas Abweichendes nicht vereinbart ist oder sich unmittelbar aus der Auftragsbestätigung ergibt. Sie verstehen sich ab unserem Lager zuzüglich Transport- und Transportversicherungskosten sowie der gesetzlichen Umsatzsteuer. Etwaige Scheck- und Wechselspesen gehen zulasten des Kunden.
>
> 4.2 Zahlungen hat der Kunde, soweit nicht Abweichendes vereinbart ist, spätestens innerhalb von 30 Tagen nach Rechnungsstellung netto zu leisten.

Prüfen Sie, ob in dem Angebot der Fa. SBP hiervon abweichende Vereinbarungen enthalten sind. Schreiben Sie diese abweichenden Klauseln hinsichtlich der Preise und der Zahlung heraus und nehmen Sie Stellung, welche Vereinbarung im Falle des Vertragsabschlusses gilt.

14 In der Aufgabe 3 heißt es: „Herr Dr. Heine bestellt am 24.09. … 12 komfortable Wartezimmerstühle entsprechend dem vorliegenden Angebot". Gleichzeitig wurde darauf hingewiesen, dass die AGB der Fa. SBP gelten. Diese regeln, dass Angebote grundsätzlich freibleibend sind.

a) Ist die Bestellung von Herrn Dr. Heine damit eine Annahme eines Angebots oder ein Antrag? Begründen Sie Ihre Entscheidung.

b) Wie und wann kommt ein Kaufvertrag zwischen Herrn Dr. Heine und der Fa. SBP zustande?

15 Jedes Jahr vor Weihnachten erhält die Praxis von Herrn Dr. Heine unaufgefordert einen Kunstkalender der Firma Printart zugeschickt. Im beigefügten Anschreiben steht:

> „Prüfen Sie die Einmaligkeit unseres Kunstkalenders. Gefällt er Ihnen, bitten wir um Überweisung des einmaligen Sonderpreises von 18,00 €. In dem kaum annehmbaren Fall, dass der Kalender Ihnen nicht gefällt, senden Sie diesen auf unsere Kosten in der Originalverpackung an uns zurück."

Sarah, die erstmals mit einem solchen Fall zu tun hat, ist etwas ratlos. Melanie kennt die Situation schon aus den vergangenen Jahren. Schreiben Sie für die beiden ein kleines Rollenspiel, aus dem hervorgeht, wie in diesem Fall zu reagieren ist. Tragen Sie dieses Rollenspiel mit einer Mitschülerin vor der Klasse vor.

....

....

....

....

....

....

....

....

16 Prüfen Sie die folgenden Aussagen zum Produkthaftungsgesetz. Kreuzen Sie die nicht zutreffenden Aussagen an.

- ☐ Das Produkthaftungsgesetz stellt deutlich die besondere Verantwortung des Großhändlers für die von ihm gehandelten Waren heraus.
- ☐ Das Produkthaftungsgesetz ergänzt das Geräte- und Produktsicherheitsgesetz, das für die Arztpraxis hinsichtlich der vielen Geräte eine besondere Bedeutung hat.
- ☐ Entstehen Sach- oder Personenschäden durch den Gebrauch eines fehlerhaften Produkts durch den Verbraucher, so haftet der Hersteller für den entstandenen Schaden.
- ☐ Dabei erfolgt eine Haftung nur bei Nutzung eines fehlerhaften Produkts durch einen Verbraucher. In der Arztpraxis gilt dieses Gesetz daher nicht.
- ☐ Bei einem Schaden durch Nutzung eines fehlerhaften Produkts in einer Arztpraxis gilt das Produkthaftungsgesetz nur, wenn dessen Gültigkeit in den Allgemeinen Geschäftsbedingungen vereinbart wurde.

17 Nun ist es passiert. In der Tabelle zu den Vertragsformen sind Überschriften und Texte vertauscht worden. Ordnen Sie den Überschriften die jeweils richtigen Texte zu. Tragen Sie hierzu die Ziffer des zugehörigen Textes in die zweite Spalte.

Art des Vertrags		**Ziffer des zugehörigen Textes**
Stückkauf Der Käufer erhält die Möglichkeit, die Ware vor Vertragsabschluss zu besichtigen.	(1)	....
Gattungskauf Gegenstand des Kaufvertrags ist eine nicht vertretbare Ware, d. h., die Ware gibt es in dieser Form nur einmal.	(2)	....
Kauf nach Besichtigung Hierbei wurde ein Kaufvertrag über eine vertretbare Ware abgeschlossen, d. h., die Ware ist in dieser Form überall erhältlich.	(3)	....
Kauf zur Probe Dem Käufer wird eine Ware probeweise überlassen. Innerhalb der vereinbarten Frist hat der Käufer das Recht der Rückgabe, wenn die Ware nicht seinen Erwartungen entspricht.	(4)	....
Kauf nach Probe Eine kleine Warenmenge wird zunächst gekauft und ausprobiert. Entspricht die Ware den Erwartungen, werden größere Nachbestellungen vorgenommen.	(5)	....

Art des Vertrags		Ziffer des zugehörigen Textes
Kauf auf Probe Der Verkäufer verpflichtet sich, eine Ware entsprechend einer dem Käufer vorgelegten Probe bzw. einer vorher dem Käufer überlassenen Probe zu liefern.	(6)	....
Sofortkauf Im Kaufvertrag ist der Liefertag genau bestimmt. Der Fixkauf ist üblich, wenn beispielsweise eine Praxiseröffnung oder -renovierung genau pünktlich erfolgen soll, aber auch bei Saisonwaren.	(7)	....
Kauf auf Abruf Im Kaufvertrag wird die Lieferung zu einem späteren Termin bzw. innerhalb einer bestimmten Frist vereinbart.	(8)	....
Fixkauf Zwecks Einsparung von Lagerkosten wird im Kaufvertrag festgehalten, dass innerhalb einer vereinbarten Frist der Käufer die zu liefernde Ware nach seinem Bedarf abruft.	(9)	....
Termin- oder Zeitkauf Die Lieferung muss unmittelbar nach Bestellung erfolgen.	(10)	....

18 Tragen Sie in den folgenden Fällen ein, ob es sich um einen Verbrauchsgüterkauf, einen Privatkauf, einen zweiseitigen Handelskauf oder einen sonstigen einseitigen Handelskauf handelt.

Herr Dr. Heine erwirbt bei einem Praxisausstatter ein Blutdruckmessgerät.	....
Melanie kauft einen Gebrauchtwagen von ihrem Onkel.	....
Ihren eigenen Wagen verkauft sie an einen Gebrauchtwagenhändler.	....
Sarah kauft für die Prüfungsvorbereitung ein Arbeitsheft in einer Buchhandlung.	....
Eine Apotheke kauft mehrere Produkte einer Kosmetikserie bei einer Großhandlung.	....
Sarah übernimmt von Herrn Dr. Heine den gebrauchten Computer zum Preis von 100,00 €.	....

Zusammenfassende Aufgabe zu Kapitel 1

a) Lesen Sie den folgenden Text zum Kaufvertrag sorgfältig.

Der Kaufvertrag

Der Kaufvertrag ist ein gegenseitiger Vertrag, durch den sich der Verkäufer zur Übereignung und Übergabe der Kaufsache und der Käufer zur Bezahlung des Kaufpreises und zur Abnahme der Kaufsache verpflichtet.

Der Kaufvertrag ist in der Regel formfrei. Er kann also sowohl mündlich, schriftlich als auch durch schlüssiges Verhalten abgeschlossen werden. Nur bei bestimmten Kaufverträgen schreibt der Gesetzgeber eine besondere Form vor. Notarielle Beurkundung ist erforderlich beim Kauf von Immobilien (Grundstücke, Wohnungseigentum).

- Pflichten des Verkäufers

Der Verkäufer ist verpflichtet, die Ware ohne Mängel zu liefern. Er ist verpflichtet, die Ware am Lieferungsdatum zu liefern.

- Pflichten des Käufers

Der Käufer ist verpflichtet, den Kaufpreis fristgemäß zu zahlen. Er ist wiederum verpflichtet, den von ihm gekauften Gegenstand entgegenzunehmen.

Mit der Übergabe der verkauften Sache an den Käufer geht die Gefahr des zufälligen Untergangs und der zufälligen Verschlechterung der Sache auf den Käufer über. Ab diesem Zeitpunkt trägt der Käufer das Risiko von Verlust oder Verschlechterung. Der Verkäufer muss bei Verlust oder Verschlechterung des Kaufgegenstands nicht nochmals leisten. Weiterhin muss der Käufer den noch nicht entrichteten Kaufpreis zahlen, auch wenn die Sache zerstört oder beschädigt ist (Vergütungsgefahr).

Beim Versendungskauf geht die Gefahr nach § 447 BGB schon mit der Übergabe an die zur Versendung bestimmten Personen über. Das gilt allerdings nicht beim Verbrauchsgüterkauf.

Der Verkäufer kann sich das Eigentum an der Sache bis zur Zahlung des Kaufpreises vorbehalten. Das Eigentum wird dann unter der aufschiebenden Bedingung vollständiger Zahlung des Kaufpreises übertragen. Der Käufer erwirbt das volle Eigentum erst mit der vollständigen Zahlung. Zahlt der Käufer nicht, ist der Verkäufer durch sein fortbestehendes Eigentum gesichert. Er wird die Herausgabe des Kaufgegenstandes verlangen. Zuvor muss er allerdings erst vom Vertrag zurücktreten.

Die meisten der oben dargestellten gesetzlichen Regelungen über den Kaufvertrag sind abdingbar, das heißt, die Vertragsparteien können abweichende Vereinbarungen im einzelnen Kaufvertrag treffen. Denn im Schuldrecht herrscht grundsätzlich Vertragsfreiheit. Einige Vorschriften im Kaufrecht begrenzen allerdings ausdrücklich die Möglichkeit abweichender Vereinbarungen. So ist ein Ausschluss von Mängelansprüchen nicht möglich. Weiterhin sind abweichende Vereinbarungen beim Verbrauchsgüterkauf nur begrenzt möglich.

Vom gesetzlichen Kaufrecht abweichende Vereinbarungen können nicht nur für den Einzelfall getroffen werden. Viel häufiger ist im Wirtschaftsleben, dass solche abweichenden Vereinbarungen in allgemeinen Geschäftsbedingungen (AGB) enthalten sind, die von einer Vertragspartei gestellt und in den Vertrag einbezogen werden. Dabei besteht die Gefahr, dass Regelungen in AGB allzu einseitig die Interessen einer Partei bevorzugen. Die gesetzlichen Regelungen über allgemeine Geschäftsbedingungen sehen deshalb in bestimmten Fällen die Unwirksamkeit von AGB-Klauseln vor.

Quelle: Vgl. http://de.wikipedia.org/wiki/Kaufvertrag_%28Deutschland%29#Form, abgerufen am 14.06.2014

b) Erstellen Sie zu diesem Text eine Gliederung.

c) Erstellen Sie, wie zur Vorbereitung einer Klassenarbeit, Merkkarten mit den wichtigsten Aussagen. Zu Ihrer Hilfe wurden in den Merkkarten die Überschriften vorgegeben:

Kaufvertrag – Begriff

Kaufvertrag – Formvorschriften

Kaufvertrag – Pflichten des Verkäufers und des Käufers

Kaufvertrag – Gefahrenübergang

....

....

....

....

Kaufvertrag – Gefahrenübergang beim Versendungskauf

....

....

Kaufvertrag – Eigentumsvorbehalt

....

....

....

Kaufvertrag – Grundsatz der Vertragsfreiheit

....

....

....

Kaufvertrag – Einbeziehung der allgemeinen Geschäftsbedingungen (AGB)

....

....

....

....

2 Störungen bei der Erfüllung des Kaufvertrags

Situation:

Herr Dr. Heine hat am 24.09. ... die komfortablen Wartezimmerstühle in blau, Artikelnummer 131117BL, bei der Firma SBP bestellt. In der Auftragsbestätigung war eine Lieferzeit von sechs Wochen zugesichert worden. Demnach hätte die Lieferung am 12.11. ... erfolgen müssen. Leider erfolgte bis zum 15.11. ... noch keine Lieferung.

1 a) Schreiben Sie einen Brief an die Firma SBP Spezialmöbelfabriken für Büro und Praxis, Röntgenstraße 8, 22335 Hamburg, in dem Sie für Herrn Dr. Heine die noch ausstehende Lieferung anmahnen. Weisen Sie in dem Schreiben darauf hin, dass ab dem 30.11. ... die bisherigen Warte-

zimmermöbel von einem Arzt übernommen werden, der sich neu niedergelassen hat. Im Falle einer Lieferung nach diesem Termin hätte Dr. Heine somit keine Wartezimmermöbel mehr.

Dr. med. Hubert Heine

Schillerstr. 54

44623 Herne

....

....

....

....

....

Datum ....

....

Sehr geehrte ....,....

....

....

....

....

....

....

....

Mit freundlichen Grüßen

Dr. med. Hubert Heine

b) Prüfen Sie, ob die Firma SBP in Lieferungsverzug ist. Nehmen Sie die Beurteilung, ob ein Lieferungsverzug vorliegt, anhand der Voraussetzungen für eine Nicht-Rechtzeitig-Lieferung vor.

....

....

....

2 Die Firma SBP schickt auf das Schreiben von Herrn Dr. Heine folgende Antwort:

Spezialmöbelfabriken für Büro und Praxis
Röntgenstraße 8
22335 Hamburg

SBP

SBP Röntgenstraße 8 22335 Hamburg

Herrn
Dr. med. Hubert Heine
Schillerstraße 54
44623 Herne

Angebot-Nr.	06-002364
Kunden-Nr.	97846
Ihr Zeichen:	He/Vh
Ihr Ansprechpartner:	A. Frings
Telefon:	040 88661-0
Fax:	040 88661-17
E-Mail:	frings@sbp.de
Datum:	18.11. ...

Lieferung Ihrer Wartezimmerstühle

Sehr geehrter Herr Dr. med. Heine,

wir bedauern sehr, dass die Lieferung Ihrer Wartezimmerstühle noch nicht erfolgt ist. Durch einen Fehler in der Produktion kommt es leider zu einer verspäteten Fertigstellung Ihrer Stühle.

Nach erneuter Rücksprache mit dem Produktionsleiter können wir Ihnen nun eine Lieferung zum 15.12. ... zusagen.

Ganz außerordentlich bedauern wir, dass Sie ab dem 1.12. ... über keinerlei Wartezimmerstühle mehr verfügen. Wir werden versuchen, Ihnen für diese kurze Zeit übergangsweise Ausstellungsstühle zur Verfügung zu stellen.

Mit freundlichen Grüßen

SBP Spezialmöbelfabriken für Büro und Praxis

Annette Frings

Annette Frings

Herr Dr. Heine setzt sich aufgrund des Schreibens mit der Ansprechpartnerin Frau Frings bei der Firma SBP in Verbindung. Schließlich einigt er sich mit Frau Frings darauf, das Angebot eines Patienten, der ein Möbelhaus betreibt, anzunehmen. Dieser stellt für die Zeit ab dem 1.12. Stühle gegen eine Leihgebühr von 100,00 € zu Verfügung.

a) Welches Recht nimmt Herr Dr. Heine in diesem Falle aufgrund der Nicht-Rechtzeitig-Lieferung in Anspruch?

b) Welche weiteren Rechte kann ein Käufer bei einer Nicht-Rechtzeitig-Lieferung in Anspruch nehmen?

3 Entscheiden Sie in den folgenden Fällen, welches Recht der Käufer sinnvollerweise bei einer Nicht-Rechtzeitig-Lieferung in Anspruch nimmt.

Fall	in Anspruch genommenes Recht
Herr Dr. Nikodemus hat bei der Fa. Münter einen Praxisempfang bestellt, der nach den Belangen der Praxis nach Maß gefertigt wird. Als Liefertermin war der 01.04. ... fest vereinbart.	
Frau Dr. Sahin hat bei der Fa. Praxisbedarf Moll drei Blutdruckmessgeräte bestellt. Trotz Mahnung und Setzung einer Nachfrist bis zum 15.07. ... erfolgt keine Lieferung. Die gleichen Geräte sind bei der Fa. „Schäfer-Praxisbedarf" allerdings zu einem höheren Preis erhältlich.	
Herr Dr. Lange hat für seine Tochter als Geschenk zum bestandenen Staatsexamen als Ärztin drei wertvolle Münzen zum Preis von 450,00 € bei der Fa. Leu bestellt. Die Lieferung wurde verbindlich zum 15.10. ... zugesagt. Anhand der Unterlagen hat Herr Dr. Lange eine passende Münzkassette aus Leder zum Preis von 120,00 € bei der Fa. Kempen anfertigen lassen. Am 10.10. ... teilt ihm die Fa. Leu mit, dass die bestellten Münzen leider nicht mehr zu beschaffen seien. Sie seien aufgrund einer kleinen Auflage restlos ausverkauft.	
Frau Dr. Nikodemus hat einen Arzneimittelschrank bei der Fa. Eichel bestellt. Die Lieferung soll am 10.05. ... erfolgen. Trotz einer Nachfrist bis zum 30.05. ... erfolgt keine Lieferung. Der gleiche Schrank wird Frau Dr. Nikodemus inzwischen zu einem günstigeren Preis von der Fa. Weiß angeboten.	

4 Die Firma SBP liefert die Wartezimmerstühle, wie zugesagt, am 15.12. ... Aber die gesamte Abwicklung des Auftrags steht unter keinem guten Stern. Beim Aufstellen der Stühle stellt Herr Dr. Heine fest, dass beim Aufschneiden der Schutzverpackung der Stühle der Transporteur wohl zu kräftig und zu tief geschnitten hat. In der Sitzfläche eines der Stühle ist ein tiefer Kratzer. Leider

ist der Transporteur schon abgefahren. Herr Dr. Heine ruft bei der Firma SBP seine Ansprechpartnerin Frau Frings an. Diese bittet ihn, der Firma SBP die festgestellten Mängel schriftlich anzuzeigen.

a) Entwerfen Sie den entsprechenden Brief an die Firma SBP Spezialmöbelfabriken für Büro und Praxis, Röntgenstraße 8, 22335 Hamburg.

Dr. med. Hubert Heine

Schillerstr. 54

44623 Herne

....

....

....

....

....

Datum ....

....

Sehr geehrte ....,................

....

....

....

....

....

....

....

....

....

....

Mit freundlichen Grüßen

Dr. med. Hubert Heine

b) Welcher Mangel liegt in diesem Fall hinsichtlich der Erkennbarkeit vor?

....

c) Welche weiteren Mängel lassen sich hinsichtlich ihrer Erkennbarkeit unterscheiden?

....

....

d) Entscheiden Sie in den folgenden Fällen, welche weiteren Arten von Sachmängeln vorliegen.

Fall	**Art des Sachmangels**
Frau Dr. Beck hat bei der Fa. Jandl Kurzarmkittel mit Fleckenschutz aus reiner Baumwolle bestellt. Es stellt sich heraus, dass im Stoff des Kittels ein Anteil an Kunstfasern verarbeitet ist.	....
Seit Stunden müht sich Sarah, ihr neu erworbenes Bücherregal entsprechend der Montageanleitung zusammenzubauen. Erst Sarahs Vater bemerkt, dass die Montageanleitung so nicht richtig sein kann.	....
Herr Dr. Heine ärgert sich maßlos: „Im Augenblick klappt aber nichts richtig!" Er hatte bei der Fa. Medizintechnik Lange 500 Allzweckbecher, weiß, 100 ml bestellt. Geliefert wurden prompt 5 000 Becher.	....
Sarahs Eltern hatten sich auf ihre neue Einbauküche gefreut. Links an der Wand sollte die Küchenzeile mit einer Kühl-Gefrier-Kombination beginnen. Die Türen sollten zur Wand hin zu öffnen sein. Nun sind die Türen vom Kühlschrank und der Gefriertruhe so angebracht, dass sie sich in den Raum öffnen.	....
Frau Dr. Pelster ärgert sich über ihren neuen Sterilisator. Im Prospekt wurde eindeutig ein bestimmter Stromverbrauch pro Stunde zugesichert. Verbrauchsmessungen haben aber ergeben, dass das Gerät wesentlich mehr Strom verbraucht.	....

5 Herr Dr. Heine hat an die Firma SBP geschrieben und den Mangel an dem beschädigten Objektstuhl genau beschrieben. Er wartet ab, welche Vorschläge hinsichtlich der Beseitigung des Mangels gemacht werden.

a) Welches vorrangige Recht hat Herr Dr. Heine eigentlich bei der Schlechtleistung der Fa. SBP?

....

....

....

....

....

....

b) Die Firma SBP schlägt Herrn Dr. Heine vor, die defekte Sitzschale durch eine neue auszutauschen. Ein Handwerker sucht Herrn Dr. Heine mit einer neuen Sitzschale auf. Leider ist deutlich zu sehen, dass die Sitzschale in ihrem Blauton deutlich von den anderen Stühlen abweicht. Auf welches vorrangige Recht sollte Herr Dr. Heine nun bestehen? Welches Recht könnte die Firma SBP trotz allem noch in Anspruch nehmen?

c) Die Firma SBP liefert einen neuen Wartezimmerstuhl. Es zeigt sich aber, dass bei den jeweiligen Sitzschalen von Produktionsvorgang zu Produktionsvorgang Farbabweichungen bestehen. Auch der neu gelieferte Stuhl zeigt gegenüber den anderen neun Stühlen kleine Abweichungen. Welche nachrangigen Rechte kann Herr Dr. Heine nun in Anspruch nehmen? Ergänzen Sie das folgende Ablaufdiagramm.

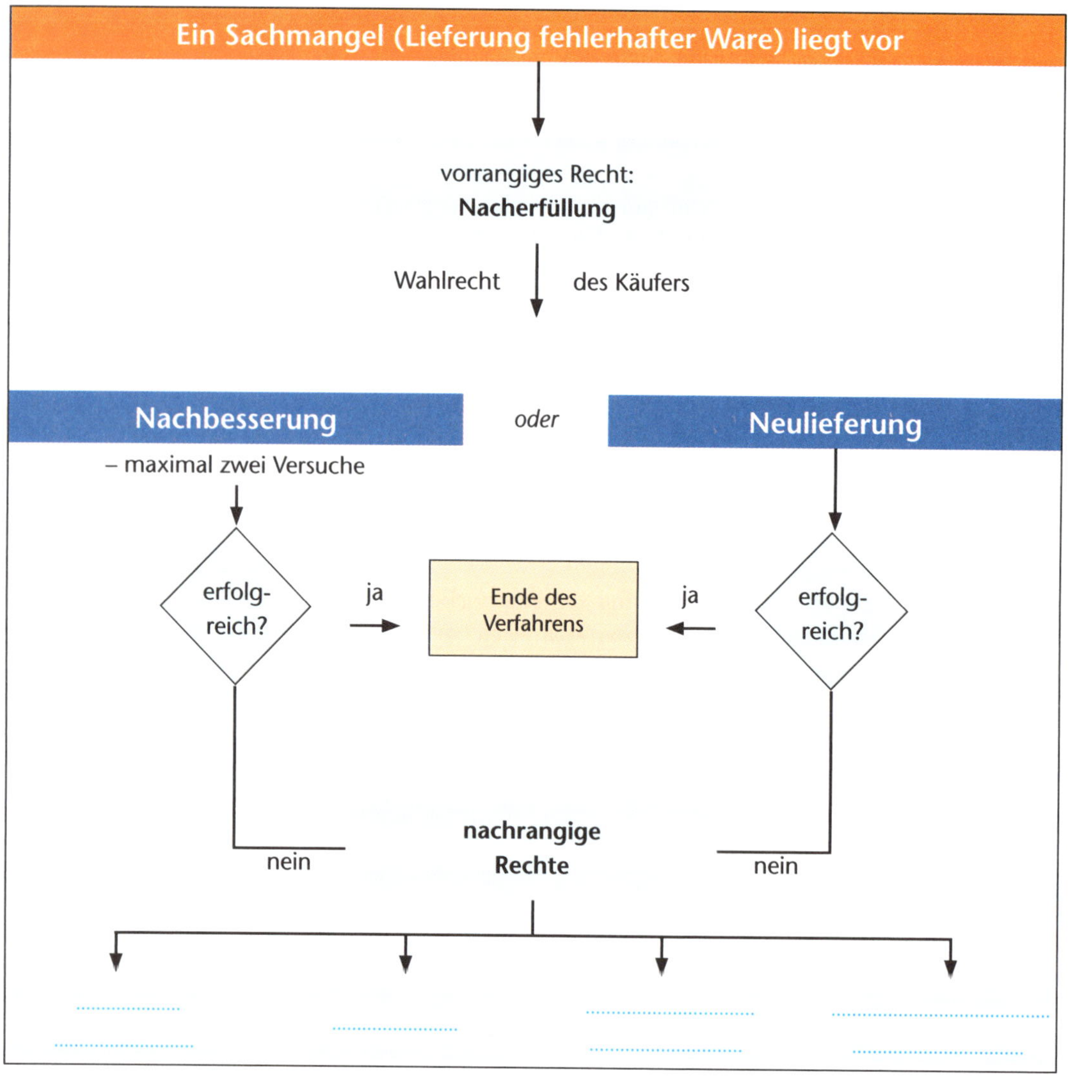

d) Herr Dr. Heine gibt sich, nach Rücksprache mit der Fa. SBP, mit der Aufstellung elf Wartezimmerstühlen im Wartezimmer zufrieden. Der zwölfte, nachgelieferte Stuhl, der in der Sitzpolsterung Farbabweichungen aufweist, wird vor einem der Behandlungszimmer aufgestellt. Welches nachrangige Recht sollte Dr. Heine bei dieser Regelung auf jeden Fall aber in Anspruch nehmen? Begründen Sie Ihre Antwort.

6 Die Firma SBP hat in ihren allgemeinen Geschäftsbedingungen bezüglich der Gewährleistung Folgendes festgelegt:

> **Gewährleistung**
>
> 1. Der Kunde muss die Lieferung sofort nach Erhalt überprüfen und etwaige Beanstandungen sowie offene oder versteckte Mängel uns gegenüber unverzüglich schriftlich anzeigen, spätestens innerhalb einer Woche nach Erhalt bzw. nach Entdeckung. Der Kunde verliert Gewährleistungs- und Ersatzansprüche hinsichtlich fehlender garantierter Eigenschaften, wenn er die Lieferung nicht sofort nach Erhalt, spätestens vor Bearbeitung, Verbrauch, Gebrauch, Einbau oder Weiterveräußerung überprüft und uns Beanstandungen nicht innerhalb von einer Woche schriftlich mitteilt. Nach Ablauf dieser Fristen bzw. **spätestens sechs Monate nach Lieferung** sind sämtliche Gewährleistungs- und Schadenersatzansprüche ausgeschlossen.

Diese Einschränkung der Gewährleistungsfrist ist sicherlich möglich bei gewerblichen Kunden, d. h. bei Verkäufen von Produkten der Firma SBP an Händler.

a) Ist die Praxis von Herrn Dr. Heine als Käufer in diesem Fall als ein Unternehmen oder als Verbraucher einzustufen? Begründen Sie Ihre Antwort.

b) Welche Gewährleistungsfrist gilt, wenn die Praxis von Herrn Dr. Heine als Verbraucher einzustufen ist?

c) Welche Gewährleistungsfrist gilt, wenn ein Verbraucher gebrauchte Güter bei einem Unternehmen kauft?

7 Herr Dr. Tönnes hat bei der Firma für Praxisausstattung Weber eine zweiteilige Praxisliege mit einer starren Höhe von 65 cm und 80 cm Breite, zum Preis von 449,50 € bestellt. Zufällig entdeckt Herr Dr. Tönnes beim abendlichen Einkauf in einem Großhandel die seiner Meinung nach gleiche Liege zu einem Preis von 225,00 €. Völlig verärgert teilt er der Firma Weber mit, dass er sich solch eine Preisdifferenz bei einer ansonsten gleichen Liege nicht erklären könne, und dass er nicht bereit sei, seine Bestellung zum Preis von 449,50 € aufrechtzuerhalten. Die Fa. Weber teilt Herrn Dr. Tönnes mit, dass sie keinerlei Liegen an diesen Großhandel geliefert habe. Dieser habe als Massenanbieter für Konsumenten und Kleingewerbetreibende ein völlig anderes Sortiment. Man könne sich nicht vorstellen, dass die Liege dort die gleiche Qualität habe, wie die von Herrn Dr. Tönnes bestellte. Man werde, entsprechend dem Kaufvertrag, die Liege pünktlich liefern. Als die Liege zum vereinbarten Zeitpunkt geliefert wird, weigert sich Dr. Tönnes, diese anzunehmen.

a) Ist Herr Dr. Tönnes im Annahmeverzug? Prüfen Sie die Voraussetzungen für einen Annahmeverzug. Schreiben Sie dann Ihre Meinung auf.

b) Welche Rechte stehen dem Verkäufer bei einem Annahmeverzug zu?

c) Welches Recht sollte die Firma Weber Ihrer Meinung nach in diesem Fall in Anspruch nehmen?

8 Ein Handelsvertreter der Firma Praxisausstattung Weber erzählt Herrn Dr. Heine, dass leider die Zahlungsmoral bei den Kunden erheblich nachgelassen habe. Herr Dr. Heine denkt dabei auch an manchen seiner Privatpatienten. Er stellt daher die Frage, was die Firma Weber bei säumigen Kunden unternehme. Der Vertreter zeigt ihm daraufhin den folgenden Ablaufplan, aus dem hervorgeht, wie im Falle des Zahlungsverzugs zu verfahren ist. Prüfen Sie diesen Plan. Es scheinen sich einige Fehler eingeschlichen zu haben. Beschreiben Sie kurz, wie der richtige Ablauf vonstatten geht.

Falscher Ablauf:

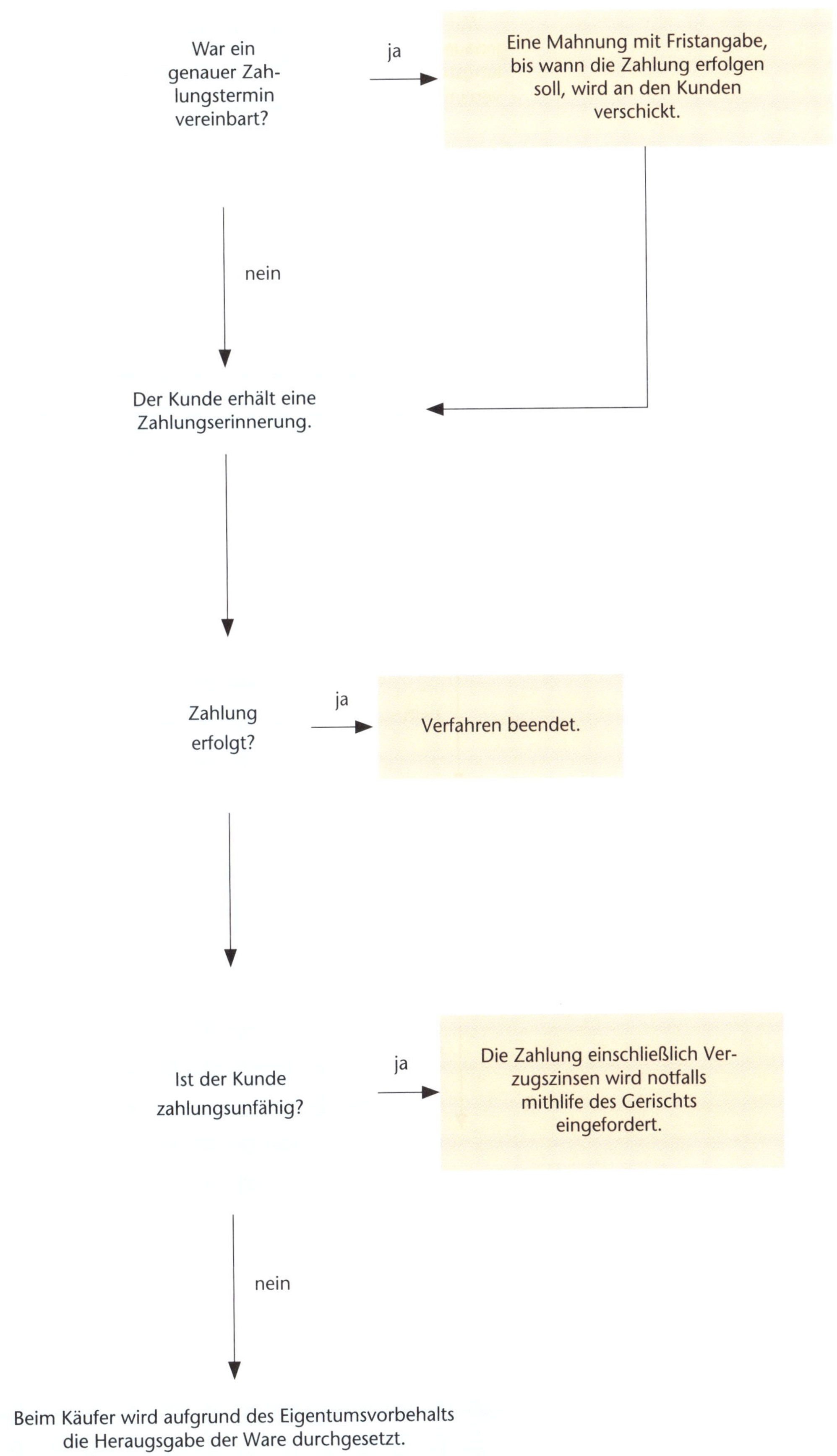

Fristen für die Prüfpflicht, ob Mängel vorliegen

Privatkauf bzw. Verbrauchsgüterkauf: ……

Zweiseitiger Handelskauf bzw. sonstiger einseitiger Handelskauf: ……

……

Rechte des Käufers:

- **vorrangiges Recht:**

(1) ……

(2) ……

- **nachrangiges Recht:**

(1) ……

(2) ……

(3) ……

(4) ……

Annahmeverzug

Voraussetzung:

……

……

Rechte des Verkäufers:

(1) ……

(2) ……

(3) ……

(4) ……

Zahlungsverzug

Voraussetzung:

……

……

Rechte des Verkäufers:

(1) ……

(2) ……

3 Grundsätze der Beschaffungsplanung und Lagerhaltung in der Arztpraxis

1 In einer Arztpraxis ist in den verschiedensten Bereichen die Beschaffung von Materialien zu planen. Setzen Sie in die folgende Übersicht beispielhaft ein, was in diesen Bereichen für einen reibungslosen Praxisablauf zu beschaffen ist. Ordnen Sie zuvor den Zeilen mit dem Symbol • die Oberbegriffe zu:

• *Vordrucke* • *Sprechstundenbedarf* • *Büromaterial* • *Praxisbedarf*

Empfangs- und Verwaltungsbereich	Behandlung, Labor und Therapie	Gesamtpraxis
....	....	....
....	....	....
....	....	....
....	....	....

2 Eine Besonderheit in der Beschaffungsplanung stellt der Sprechstundenbedarf dar. Prüfen Sie die folgenden Aussagen zum Sprechstundenbedarf. Kreuzen Sie die zutreffenden Aussagen an.

- ☐ Über die bei der Behandlung von gesetzlich Versicherten, Heilfürsorgeberechtigten und bei Arbeitsunfällen Verletzten eingesetzten Verbrauchsmaterialien, die zum Sprechstundenbedarf zählen, stellt der Arzt ein Arzneimittelverordnungsblatt aus. Die gesetzlichen Krankenkassen übernehmen die Kosten der verbrauchten Artikel.
- ☐ Sprechstundenbedarf sind Arzneimittel, Verbandmittel, Materialien, Gegenstände und Stoffe, die bei mehr als einem Patienten im Rahmen der vertragsärztlichen Behandlung Verwendung finden.
- ☐ Zum Sprechstundenbedarf gehören zusätzlich noch alle bei Notfällen und ärztlichen Eingriffen benötigten Materialien.
- ☐ Der Umfang des Sprechstundenbedarfs muss dem Bedarf der Praxis entsprechen.
- ☐ Was zulässige Artikel des Sprechstundenbedarfs sind, wird von den gesetzlichen Krankenversicherungen festgelegt.
- ☐ Der Sprechstundenbedarf ist grundsätzlich monatlich zu verordnen.

3 a) Wodurch unterscheidet sich der Praxisbedarf vom Sprechstundenbedarf?

....

....

b) Nennen Sie einige Beispiele für den Praxisbedarf, der in Ihrer Praxis benötigt wird.

....

4 Eine systematische Beschaffungsplanung beinhaltet:

- Ermittlung der zu beschaffenden Mengen
- Auswahl der preisgünstigsten Lieferanten
- Wareneingangskontrolle und fachgerechte Lagerung.

Gegen welche dieser Grundsätze wurde in den folgenden Fällen verstoßen. Setzen Sie die entsprechende Ziffer ein.

In der Praxis von Herrn Dr. Hamacher sortiert die Auszubildende Doris Kunst den Impfstoff gegen Tetanus in den Medikamentenschrank ein.	....
Die MFA Katrin Noske nimmt von Zeit zu Zeit den Schrank mit Verbänden und Kompressen in Augenschein. Aufgrund ihrer Erfahrungen gibt sie bei Bedarf eine Bestellung auf.	....
Reichen die Verbände oder Kompressen zeitweilig nicht aus, hilft die im Haus ansässige Stern-Apotheke aus und liefert Verbände und Kompressen zu den Abgabepreisen der Apotheke.	....
Frau Dr. Dohm findet in ihrem Medikamentenschrank eine Packung mit Buscopan-Ampullen. Ein Teil der Ampullen wurde beim Transport beschädigt.	....
MFA Alice Günter weist darauf hin, dass die Einmal-Handschuhe zur Neige gehen. Ulrike Meister weist sie an, bei der Firma MedPrax Handschuhe nachzubestellen, da man die Handschuhe immer bei dieser Firma bestelle.	....
Herr Dr. Sauer wundert sich, dass er für eine Packung Zellstoff-Rollen statt der bisherigen 30,35 € einen Betrag von 41,25 € überweisen soll. Der Wareneingang wurde von der Mitarbeiterin Katrin Dohle bestätigt. Nach Rückfrage stellt sich heraus, dass der Preis für 59 cm breite Rollen berechnet wurde. Geliefert wurden die Rollen mit 39 cm Breite.	....

5 Die folgende Aufstellung der Grundsätze der Lagerhaltung ist völlig durcheinandergeraten. Bringen Sie die Aussagen wieder in die richtige Reihenfolge. Setzen Sie hierzu hinter die Aussagen eine 1 für die Aussage, die an erster Stelle stehen muss, eine 2 für die zweite Aussage, usw.

Waren stets am bestimmten Platz mit entsprechender äußerer Kennzeichnung lagern	....
Kenntnisnahme und Beachtung von Gefahrenhinweisen auf den Verpackungen	....
Waren übersichtlich lagern, sodass schnelle Entnahme gesichert ist	....
Ware in hygienisch sowie klimatisch erforderlichen Räumlichkeiten und Behältnissen lagern	....
Zu- und Abgänge in der Lagerkartei bzw. im Materialverwaltungsprogramm festhalten	....
Regelmäßige Lagerkontrolle durchführen und dabei nicht mehr zu verwendende Ware aussortieren sowie sachgerecht entsorgen	....
Nur kontrollierte und ordnungsgemäße Ware lagern	....
In bestimmten Zeitabständen eine Bestandskontrolle (Inventur) durchführen, um so Bestandsdifferenzen zwischen dem, was vorhanden ist, und dem, was vorrätig sein sollte, aufzuklären	....
Neue Ware hinter die alte einordnen	....

6 In der Praxis von Herrn Dr. Heine werden täglich durchschnittlich 25 Mullkompressen, steril, 5 × 5 cm, verbraucht. Die Lieferzeit beträgt 8 Werktage. Ein Mindestbestand von 150 Stück soll immer am Lager sein. Für diesen Artikel ist ein Höchstbestand von 500 Stück festgelegt.

a) Errechnen Sie den Meldebestand.

Meldebestand = ...

b) Was versteht man unter dem Meldebestand? Erläutern Sie kurz diesen Begriff.

c) Errechnen Sie die optimale Bestellmenge.

Optimale Bestellmenge =

Zusammenfassende Aufgaben zum Kapitel 3

a) Lesen Sie den folgenden Beispieltext zur Lagerhaltung. Markieren Sie die wichtigen Aussagen mit einem Textmarker.

b) Denken Sie sich zu den einzelnen Abschnitten Überschriften aus und setzen Sie diese im Text ein.

Lagerbewirtschaftung in der Arztpraxis

Praxis-Software wird oft auch mit einer integrierten Lagerverwaltung angeboten. Eine organisatorische Planung durch das Praxisteam kann jedoch nicht ersetzt werden.

Die EDV-Hilfsmittel können eine Unterstützung zur Verringerung der verwaltenden Aufgaben in der Arztpraxis sein. Da Sie aber in der Praxis verschiedene Mittel wie medizinisches Hilfsmaterial oder Medikamente benötigen, muss sich das Sortiment nach den individuellen Dienstleistungen der Arztpraxis richten und sollte in regelmäßigen Abständen kontrolliert und angepasst werden. ....

Bei den in der Arztpraxis benötigten Mitteln spielt das Qualitätsbewusstsein eine große Rolle. Denn diese Mittel, z. B. Hilfsmaterial und Medikamente, werden für die Versorgung Ihrer Patienten eingesetzt. Es ist daher auf die Qualität und auf ein gutes Preis-Leistungs-Verhältnis bei der Beschaffung zu achten. Bei Arztpraxen mit hohem Sprechstunden- und Praxisbedarf oder großem Labormaterialbedarf lohnt sich eine genaue Analyse der am meisten verbrauchten Produkte. Die Waren können allenfalls mit Mengenrabatten und niedrigeren Lieferkosten bezogen werden.

Die Qualität und die optimale Breite des Lagersortiments gekoppelt mit der richtigen Quantität ist ein wichtiges Ziel in der Beschaffung von Medikamenten Die Lagerung von unbenutzten Beständen wird auch als „totes Kapital" bezeichnet. Die in einem unbenutzten Lager bzw. bei zu hohen Lagerbeständen gebundenen finanziellen Mittel können anderweitig besser eingesetzt werden. Mit Hilfe einer Verbrauchsstatistik (Analysesoftware) und einem Lagerinventar (Handzählung durch das Personal und Abgleichung mit der Analysesoftware) können Sie den Materialaufwand durch Planung deutlich reduzieren. Engpässe im Lagerbestand können durch Expresslieferungen behoben werden.

Es ist die Aufgabe des Praxisteams, das Kosten-Nutzen-Verhältnis der Lagerbestände zu analysieren. Die Zuständigkeit in der Lagerverwaltung sollte klar festgelegt werden. Das ist auch ein wichtiges Thema für Teamsitzungen.

....

Gewisse Substanzen müssen als Sondermüll entsorgt werden. Zum Beispiel Altmedikamente, Desinfektionsmittel, Röntgenlösungen usw. Aus Sicherheitsgründen sollte man vermeiden, dass das Personal durch direkten Kontakt gefährdet wird.

Eine optimale Lagerbewirtschaftung verbessert die allgemeinen Abläufe in der Arztpraxis. Dadurch wird der Arbeitsalltag des gesamten Praxisteams erleichtert. Sie senkt ferner auch die Betriebskosten einer Arztpraxis.

Drei Eckpfeiler der erfolgreichen Lagerbewirtschaftung

(1) Planung und Durchführung der Materialbeschaffung (Bestellung, Verbrauch, Inventar = transparente Logistik)
(2) Lagerhaltung (Übersicht, System, Ordnung, Regalpflege usw.)
(3) umweltgerechte Entsorgung

c) Entwerfen Sie ein Plakat mit den Überschriften

- *„Planung und Durchführung* • *„Lagerhaltung"* • *„umweltgerechte Entsorgung"* • *„Materialbeschaffung"*

Tragen Sie unter diesen Überschriften die Kernaussagen ein, die zu dem jeweiligen Bereich im Text stehen. Ergänzen Sie diese Kernaussagen mit den Erfahrungen, die Sie in Ihrer Praxis in diesen Bereichen gesammelt haben.

4 Störungen bei der Erfüllung des Behandlungsvertrags

1 In jeder ärztlichen Praxis kommt es immer wieder vor, dass Forderungen des Arztes an die Patienten nicht oder nicht rechtzeitig bezahlt werden. Geben Sie eine Übersicht, in welchen Stufen bei Ihnen die außergerichtliche Mahnung der Patienten erfolgt.

....

....

....

....

....

....

....

....

....

....

....

....

2 Welche Vorteile und welche Nachteile hat es für die Arztpraxis, wenn ein Inkassobüro zur Eintreibung der Forderungen des Arztes bei zahlungsunwilligen Patienten eingeschaltet wird?

Vorteile: ....

....

Nachteile: ....

3 Die Praxisinhaber führen ungern gerichtliche Mahnverfahren gegen säumige Patienten durch. Dies überlassen sie lieber Fachleuten und übergeben somit die entsprechenden Daten an einen Anwalt.

Hilfen bietet auch das Internet (z. B. Mahnbescheid.com). Ein Rechtsanwaltsbüro hat auf einer Internetseite die eigenen Leistungen und den Ablauf des Mahnverfahrens folgendermaßen dargestellt:

Das Verfahren, effektiv und transparent

Außenstände stellen eine Belastung für Ihr Unternehmen dar, da einerseits die Liquidität beeinträchtigt wird und auch noch zusätzliche Kosten zur Verfolgung Ihrer Forderungen durch Ihre Mitarbeiter entstehen. Hier sind wir mit unserem gestrafften Verfahren Ihr kompetenter juristischer Partner. Wir gestalten Ihren Forderungseinzug schnell, günstig und effektiv:

1. unsere vorgerichtliche Tätigkeit
2. das gerichtliche Mahnbescheidsverfahren
3. der Vollstreckungsbescheid
4. die anschließende Zwangsvollstreckung

1. Unsere vorgerichtliche Tätigkeit:
Nach der **Übergabe Ihrer Daten** zum Einzug Ihrer Forderung legen wir Ihr Verfahren an und versenden in der Regel noch am gleichen Tag ein vorgerichtliches, anwaltliches Mahnschreiben aus unserer Kanzlei in Berlin. Hier zeigen Sie dem Schuldner konsequent, dass Sie sich eines Rechtsanwaltes bedient haben. Wir fordern letztmalig zur Begleichung der Hauptforderung auf und zeigen ihm die Konsequenzen der nachfolgenden gerichtlichen Geltendmachung auf. Im Anschluss kontaktieren wir Ihren Schuldner telefonisch und erzielen hier oft eine außergerichtliche Lösung. In diesem Stadium können sich folgende Szenarien ergeben:

1. Der Schuldner zahlt Ihre Forderung (ganz oder in Raten) – in diesem Fall hat er auch alle unsere Kosten zu tragen, das Verfahren ist abgeschlossen.
2. Der Schuldner wehrt sich gegen den Anspruch mit oder ohne Anwalt, wir prüfen, verhandeln und überzeugen. Je nach Sachlage raten wir zur richtigen Fortführung.
3. Der Schuldner reagiert überhaupt nicht – wir nehmen Einsicht in das Schuldnerverzeichnis am Amtsgericht und beantragen einen gerichtlichen Mahnbescheid, falls keine Eintragung vorliegt. (Liegen eine eidesstattliche Versicherung, ein Haftbefehl etc. vor, verursachen wir keine weiteren Kosten und berechnen unsere **verringerte Pauschale zur Begrenzung Ihres Ausfallrisikos (siehe hier)**, Sie buchen die Forderung als uneinbringlich aus. Auf Wunsch erwirken wir aber auch hier einen Titel.

2. Das gerichtliche Mahnbescheidsverfahren:
Im gerichtlichen Mahnbescheidsverfahren beantragen wir bei dem zuständigen Amtsgericht EDV-unterstützt Ihren Mahnbescheid. Hier sind von Ihnen die **Mahnbescheidskosten** zu verauslagen. Wir setzen alles daran, Ihre Forderung geltend zu machen, sodass Sie alle Auslagen ersetzt bekommen. Der Schuldner hat weiterhin alle (auch diese) Kosten zu tragen. Hier ergeben sich folgende Möglichkeiten:

1. Der Schuldner zahlt auf den Mahnbescheid (ganz oder in Raten) – Sie erhalten 100 % der Hauptforderung, tragen keine Kosten, das Verfahren ist beendet.
2. Der Schuldner widerspricht dem Mahnbescheid. Hier prüfen wir die Aussichten eines streitigen Verfahrens und beraten Sie entsprechend auch hinsichtlich der Kosten. Mit Ihrer Beauftragung klagen wir Ihren Anspruch ein. Falls die geringe Forderungshöhe oder eventuelle Risiken gegen eine Klage sprechen, beenden wir hier das Verfahren.
3. Der Schuldner reagiert überhaupt nicht. Wir beantragen unmittelbar im Anschluss einen Vollstreckungsbescheid gegen Ihren Schuldner.

3. Der Vollstreckungsbescheid:
Der Vollstreckungsbescheid ist der „Titel" zur Zwangsvollstreckung. Er ist 30 Jahre gültig und ermöglicht die jederzeitige Beauftragung des Gerichtsvollziehers oder weitere Maßnahmen, wie Kontopfändung etc. Nach der Zustellung des Vollstreckungsbescheides ergeben sich die folgenden Möglichkeiten:

1. Der Schuldner zahlt angesichts der drohenden Zwangsvollstreckung. Das Verfahren ist hier kostenneutral für Sie beendet, da wieder alle Kosten vom Schuldner zu tragen sind.
2. Der Schuldner legt einen Einspruch gegen den Vollstreckungsbescheid ein. Hier ist die gleiche Entscheidung wie oben beim Einspruch gegen den **Mahnbescheid** zu treffen: Klage oder Verfahrenseinstellung, je nach Kosten und Risiken.
3. Der Schuldner reagiert überhaupt nicht und wir betreiben für Sie das Zwangsvollstreckungsverfahren.

4. Das Zwangsvollstreckungsverfahren durch das MahnOffice.de
Im Rahmen der Zwangsvollstreckung suchen wir den für Sie günstigsten und aussichtsreichsten Weg, Ihre Ansprüche geltend zu machen. Ist uns (ggf. durch Ihre Mitwirkung) ein Arbeitgeber oder eine Kontoverbindung bekannt, pfänden wir Konten oder geldwerte Ansprüche für Sie. Alternativ beauftragen wir einen Gerichtsvollzieher mit der Pfändung von Wertgegenständen, erzwingen die Abgabe einer eidesstattlichen Versicherung, sichern Ihre Ansprüche durch Eintragung von Zwangshypotheken etc.

Ihr Schuldner wird in jedem Stadium des Verfahrens die Möglichkeit zur Zahlung (gegebenenfalls in Raten) haben und das gegen ihn gerichtete Verfahren beenden können.

Quelle: http://www.mahnoffice.de/verfahren.htm, abgerufen am 11.11.2008, herausgegeben von Rechtsanwalt Stephan Kuven, Berlin

a) Lesen Sie aufmerksam den Text zum Mahnverfahren mithilfe eines Anwaltsbüros. Markieren Sie die wichtigsten Aussagen zur Durchführung des Verfahrens.

b) Stellen Sie den Ablauf zur Durchführung des Verfahrens zu den folgenden Oberpunkten dar:

vorgerichtliche Tätigkeiten

das gerichtliche Mahnbescheidsverfahren

der Vollstreckungsbescheid

das Zwangsvollstreckungsverfahren

c) In welchem Fall ist eine Klage im Zivilprozessverfahren einem gerichtlichen Mahnbescheidsverfahren vorzuziehen?

....

....

....

....

....

....

4 Lesen Sie den folgenden Text zum Verbraucherkonkurs.

a) Fügen Sie in den Text die unter dem Rahmen stehenden Begriffe sinnvoll ein.

Der Verbraucherkonkurs

Stufe 1: ....

Bevor eine überschuldete Person einen Antrag auf Eröffnung des • .... stellen kann, muss sie einen ernsthaften Versuch unternommen haben, eine Einigung mit ihren Gläubigern herbeizuführen. Der • .... ist erfolgreich, wenn alle Gläubiger dem Regulierungsplan zustimmen. Der Versuch gilt als gescheitert, wenn auch nur ein Gläubiger nicht zustimmt.

Stufe 2: ....

Um einen Antrag auf Eröffnung des Verbraucherinsolvenzverfahrens stellen zu können, muss eine geeignete Stelle bzw. Person (z. B. eine Schuldnerberatungsstelle oder ein Rechtsanwalt) eine Bescheinigung ausstellen, in der die Gründe des Scheiterns genannt sind. Erst dann kann beim zuständigen Insolvenzgericht ein • .... gestellt werden.

Zu Beginn des gerichtlichen Verfahrens wird vom Gericht geprüft, ob eine gütliche Einigung erreicht werden kann. Wenn die Mehrheit der Gläubiger, die mehr als 50 % der Gesamtforderung beanspruchen, dem • .... zustimmt, kann das Gericht bestimmen, dass der Regulierungsplan umgesetzt wird. Lehnt aber die Mehrheit der Gläubiger den Vorschlag ab, wird das beantragte gerichtliche • .... eröffnet.

Stufe 3: ....

Konnte trotz aller bisherigen Versuche keine Einigung zwischen Schuldner und Gläubiger(n) erzielt werden, prüft das Gericht die Voraussetzungen zur Eröffnung des Verbraucherinsolvenzverfahrens.

Hierzu gehören:

- die bestehende oder drohende • ....
- ein Antrag auf Stundung der Kosten des Verfahrens (ca. 1 500,00 €) muss gestellt oder die Kosten müssen gedeckt sein.

  Erst wenn diese formalen Voraussetzungen erfüllt sind, wird das gerichtliche Verfahren eröffnet. Das heißt, pfändbares Vermögen wird verwertet, und es wird geprüft, ob es berechtigte Gründe gibt, die eine spätere • .... ausschließen. Dies kann sein, wenn jemand

- in den letzten drei Jahren falsche Angaben über seine wirtschaftlichen Verhältnisse gemacht hat,
- im letzten Jahr unangemessene Verbindlichkeiten eingegangen ist oder sein Vermögen verschwendet hat,
- wegen Konkursbetrug oder Gläubigerbegünstigung strafrechtlich verurteilt wurde.

  Stufe 4: ....

  Liegen aber keine Versagensgründe vor, kündigt das Gericht die • .... an. Der Antragsteller/die Antragstellerin müssen sich dann sechs Jahre „wohlverhalten" und bestimmte Auflagen (Obliegenheiten) erfüllen.

  Hierzu zählen:

- eine angemessene • .... ausüben und jede zumutbare Arbeit annehmen,
- ererbtes Vermögen zur Hälfte herausgeben,
- jeden Wohnort- und Arbeitsplatzwechsel anzeigen,
- den pfändbaren • .... an einen vom Gericht bestellten Treuhänder abführen.

  Die Zeit, die das Gericht für das Insolvenzverfahren braucht, wird auf die „Wohlverhaltensphase" angerechnet. Werden alle Obliegenheiten erfüllt, erteilt das Gericht nach sechs Jahren den Beschluss über die • .... und das heißt, es ist geschafft und man kann endlich wieder schuldenfrei leben.

Quelle: http://www.fit-fuers-geld.de/schuldnerberatung/pleite-was-tun/verbraucherkonkurs/, abgerufen am 02.10.2014

Verbraucherinsolvenzverfahrens • Eröffnungsantrag • Insolvenzverfahren • Schuldbefreiung • Zahlungsunfähigkeit • Schuldenregulierungsplan • Restschuldbefreiung • außergerichtlicher Einigungsversuch • Befreiung von der Restschuld • Erwerbstätigkeit • Einkommensanteil

b) Fügen Sie die folgenden Stufen des Verfahrens mit ihren Überschriften sinnvoll in den Text ein, und geben Sie den Stufen die jeweils richtige Nummer.

Stufe ......: Das Verbraucherinsolvenzverfahren wird eröffnet

Stufe ......: Das gerichtliche Schuldenbereinigungsverfahren

Stufe ......: Die Wohlverhaltensphase

Stufe ......: Der außergerichtliche Einigungsversuch

5 Das Recht zur Verbraucherinsolvenz wurde ergänzt. Lesen Sie hierzu den folgenden Text und setzen Sie die entsprechenden Fristen bzw. den fehlenden Prozentsatz in die Textlücken ein.

> **Was ändert sich ab 01.07.2014?**
>
> Verkürzung der Restschuldbefreiung
>
> Die neue Insolvenzrechtsreform gewährt die Restschuldbefreiung unter Umständen früher. Grundsätzlich bleibt es zunächst dabei, dass über die Erteilung der Restschuldbefreiung spätestens .... Jahre nach der Eröffnung des Insolvenzverfahrens entschieden wird.
> Diese Frist beträgt jedoch nur noch
>
> - .... Jahre, wenn der Schuldner mindestens ....der Gesamtschuldsumme sowie die gesamten Verfahrenskosten in diesem Zeitraum zahlt.
> - ....Jahre, wenn es dem Schuldner innerhalb dieses Zeitraumes zumindest gelingt, die gesamten Verfahrenskosten abzutragen.
> - Kann der Schuldner diese Zahlung jedoch nicht aufbringen, verbleibt es bei der bisherigen Regelung, wonach spätestens nach 6 Jahren die Forderung erlassen werden.

6 Überprüfen Sie die folgenden Aussagen zur Verjährung von Forderungen. Berichtigen Sie da, wo es nötig ist, die Aussagen.

	richtig	falsch
Die Honoraransprüche eines Arztes verjähren nach drei Jahren. Die Verjährung läuft ab dem Datum, das in der Liquidation steht.	☐	☐

Richtige Antwort: ....

....

....

	richtig	falsch
Ein Patient hat aufgrund der Mahnung durch einen Rechtsanwalt die Schulden, die er gegenüber einem Arzt hat, bezahlt. Erst im Nachhinein stellt er fest, dass die Forderung eigentlich schon verjährt war. Er fordert und erwartet die Rückzahlung des von ihm überwiesenen Geldes.	☐	☐

Richtige Antwort: ....

....

....

	richtig	falsch
Frau Jacob hat ihren Pkw privat an den ihr bekannten Adam Zeitler verkauft. Dieser hat den Kaufpreis trotz mehrmaliger Mahnung nicht bezahlt. Frau Jacob glaubt, dass sie mit der Durchsetzung ihrer Forderung Zeit habe, da die Verjährung zwischen Privatleuten 30 Jahre beträgt. Von einem befreundeten Rechtsanwalt wird sie darauf hingewiesen, dass auch hier nur die regelmäßige Verjährung von drei Jahren gilt.	☐	☐

Richtige Antwort: ....

....

....

	richtig	falsch
Das Fahrrad von Jennifer, einer Medizinischen Fachangestellten, wurde gestohlen. Nach acht Tagen findet die Polizei das stark beschädigte Rad. Da es sich um ein sehr gutes Rad handelt, lässt Jennifer es reparieren. Die Kosten betragen 150,00 €. Dreieinhalb Jahre nach der Tat wird der Dieb von der Polizei ermittelt. Jennifer verlangt von ihm das Geld für die Reparatur zurück. Er verweigert die Zahlung mit dem Hinweis, diese Forderung sei verjährt.	☐	☐

Richtige Antwort: ....

....

....

....

....

	richtig	falsch
Gegen einen Patienten, der die Liquidation des Arztes nicht bezahlt hat, wurde im Rahmen des gerichtlichen Mahnverfahrens ein Vollstreckungsbescheid erwirkt. Fünf Jahre später erfährt der Anwalt zufällig, dass dieser Patient mittlerweile wieder über reichlich Geld verfügt. Er fordert den Patienten zur Zahlung seiner Schulden auf. Dieser weist darauf hin, dass die Forderung verjährt sei.	☐	☐

Richtige Antwort: ....

....

....

	richtig	falsch
Die Hemmung einer Verjährung bewirkt, dass der Zeitraum, während dessen die Verjährung gehemmt ist, nicht in die Verjährungsfrist eingerechnet wird. Beispiel: Eine Liquidation ist fällig am 15.02. Da der Patient nicht zahlt, veranlasst der Arzt das gerichtliche Mahnverfahren. Bis zur Zustellung des Mahnbescheids dauert es drei Monate. Nach der Zustellung des Mahnbescheids sieht der Arzt von weiteren gerichtlichen Schritten ab, da ihm das Verfahren zu hohe Kosten verursacht. An die dreijährige Verjährungsfrist werden die drei Monate des gerichtlichen Mahnverfahrens angehängt.	☐	☐

Richtige Antwort: ....

....

....

	richtig	falsch
Der Neubeginn einer Verjährung besagt, dass mit dem Eintritt eines entsprechenden Ereignisses eine komplett neue Verjährungsfrist beginnt. Dies trifft z. B. zu, wenn ein Patient auf die berechtigte Forderung eines Arztes eine Abschlagszahlung leistet.	☐	☐

Richtige Antwort: ....

....

....

Zusammenfassende Aufgaben zum Kapitel 4

1. Erstellen Sie eine Übersicht über die Abläufe beim Zahlungsverzug vom Eintreten des Zahlungsverzuges bis zur Zwangsvollstreckung in der folgenden Übersicht:

der Zahlungsverzug

Voraussetzung

....

....

....

Rechte des Verkäufers

(1) ....

(2) ....

Ablauf des außergerichtlichen Mahnverfahrens

....

....

....

....

....

....

Ablauf des gerichtlichen Mahnverfahrens beim Mahnbescheid

(1) ....

(2) ....

....

....

(3) ....

....

....

....

Ablauf des gerichtlichen Mahnverfahrens beim Vollstreckungsbescheid

(1) ....

(2) ....

....

(3) ....

....

Durchführung der Zwangsvollstreckung

Der Schuldner hat ein Arbeitseinkommen: ....

....

Der Schuldner verfügt über bewegliches Vermögen: ....

Der Schuldner verfügt über Immobilien: ....

....

2. Die regelmäßige Verjährungsfrist von Geldforderungen des Arztes an seinen Patienten beträgt drei Jahre. Dann kann der Patient unter Hinweis auf die Verjährung die Zahlung verweigern. Erarbeiten Sie Vorschläge, wie eine Verjährung von Forderungen gegenüber einem Patienten verzögert bzw. sogar fast ganz vermieden werden kann.

....

....

....

....

....

....

5 Zahlungsverkehr

1 Erläutern Sie kurz die Begriffe Bargeld und Buchgeld.

Bargeld: ....

....

....

....

Buchgeld: ....

....

....

....

....

....

2 Sarah und Melanie unterhalten sich darüber, wie die Preise gestiegen sind. Sarah schimpft: „Seit es den Euro gibt, ist alles teurer geworden. Gestern habe ich in der Eisdiele für eine kleine Eisschokolade 3,90 € bezahlt. Wenn das so weiter geht, sollte man den Euro wieder abschaffen." Melanie, die gerade aus dem Italienurlaub zurück ist, sagt: „Das ist ja wirklich teuer, aber der Euro hat auch große Vorteile." An welche Vorteile könnte Melanie dabei denken?

- ....
- ....

....

3 Bei dem folgenden Auszug aus einem Internet-Artikel zum Thema „Geld im Internet", werden die wichtigsten Geldfunktionen dargestellt. Setzen Sie die Geldfunktion ein, die in den einzelnen Textabschnitten beschrieben wird.

GELD

Was ist Geld? Welche Funktionen hat es? Welche Institutionen gibt es?

Funktionen des Geldes

- ....

Durch diese Funktion werden die Werte einer Volkswirtschaft in Geldeinheiten zum Ausdruck gebracht, das heißt, durch Geld werden Güter wertmäßig vergleichbar gemacht.

- ....

Eine Tauschwirtschaft entsteht, wenn sich einzelne Wirtschaftseinheiten darauf einigen, unterschiedliche Güter zu produzieren und ihre eigenen Güter gegen die Güter der anderen Wirtschaftseinheiten zu tauschen.

Jedoch lässt sich eine Tauschwirtschaft mit mehreren Wirtschaftseinheiten durch direktes Tauschen nur sehr schwer durchführen, außer wenn sich die Tauschpartner auf ein allgemein anerkanntes Tauschmittel einigen.

Die Erfindung von Geld als gesetzliches Zahlungsmittel reduziert das Problem der Suche nach geeigneten Tauschpartnern.

- ....

Geld wird erst dann zum Wertaufbewahrungsmittel, wenn zwischen dem Kauf und dem Verkauf von Gütern ein gewisser Zeitraum besteht. Das Geld wird somit für eine kurze oder längere Zeit aufbewahrt. Deshalb ist es von großer Bedeutung, dass das Geld in der Aufbewahrungszeit seinen Wert behält – dies setzt allerdings eine Preisstabilität voraus.

Quelle: Isabel Frank, Geld in http://www.netschool.de/wir/wissen/geld.htm, abgerufen am 19.6.2014, herausgegeben von Werner Plack, Bergisch Gladbach

4 Sehen Sie – z. B. im Internet – nach, was die Begriffe „Schuldner" bzw. „Gläubiger" bedeuten. Formulieren Sie diese Definitionen mit eigenen Worten.

Schuldner: ....

....

....

....

Gläubiger: ....

....

....

....

5 Herr Santer ist die nächsten Monate für seine Firma in Afrika tätig. Daher hat er sich von Herrn Dr. Heine gegen Gelbfieber impfen lassen. Die Kosten von 65,00 € zahlt er sofort.
Da der Computer ausgefallen ist, muss eine Quittung von Hand ausgefüllt werden.

a) Füllen Sie das folgende Quittungsformular aus.

Quittung:	Netto € ....
	+19 % MwSt./€
Nr.:	Gesamt €: ....
Euro in Worten:	
von	
für	
	dankend erhalten.
....	
Ort, Datum	Unterschrift

b) Welche Bestandteile muss eine Quittung unbedingt enthalten? Kennzeichnen Sie in dem Formular diese Bestandteile mit den Ziffern 1 bis 6.

(1) ....

(2) ....

(3) ....

(4) ....

(5) ....

(6) ....

6 In der folgenden Darstellung geht es um den weltweiten Bargeldtransfer beispielsweise mit der Western Union.

a) Lesen Sie diesen Text sorgfältig und markieren Sie die Textteile, die den Ablauf des Verfahrens verdeutlichen.

Geldtransfer

Weltweite Bargeldversorgung in kürzester Zeit!

Sie senden regelmäßig Bargeld an Ihre Familie im Ausland, Sie wollen spontan Ihren Urlaub verlängern, oder es bietet sich unterwegs eine unerwartete Kaufgelegenheit oder Sie geraten in eine Notsituation und benötigen Bargeld?

Es gibt Fälle, in denen Bargeld schnell und sicher benötigt wird. Mit beispielsweise dem Western Union Geldtransfer können Sie in kürzester Zeit in mehr als 200 Länder Bargeld versenden.

Vorteile

- **Das Geld steht dem Empfänger innerhalb kürzester Zeit in bar zur Verfügung**
- Der Empfänger benötigt kein Bankkonto
- Sichere Abwicklung durch Legitimationsprüfung des Empfängers

So funktioniert's im Detail

Bargeld können Sie in jedem Postbank Finanzcenter anweisen, aber auch in allen größeren Filialen der Deutschen Post:

- Füllen Sie das Formular aus und bestätigen Sie die Angaben mit Ihrer Unterschrift.
- Zahlen Sie den gewünschten Betrag sowie die Gebühren ein. Hierzu benötigen Sie ein gültiges Ausweisdokument.
- Die Referenznummer der Bestätigung teilen Sie bitte dem Empfänger mit.

Der Empfänger benötigt zur Auszahlung:

- Ein gültiges Ausweisdokument
- Den vollständigen Namen des Absenders
- Das Sendeland
- Den Betrag
- Je nach Empfängerland sind weitere Auszahlungskriterien zu erfüllen.

b) Erstellen Sie nun ein Ablaufschema über die Abwicklung des Bargeldtransfers.

c) Ermitteln Sie die Kosten für eine Bargeldübermittlung von 500,00 € in die Türkei mit diesem Service.

Kosten: ....

d) Folgende Eintragung findet sich im Internet:

> **Betrogen mit Western Union Geldtransfer?**
>
> Habe nach Asien mit Western Union Geld gesendet, für eine Dienstleistung. Wurde betrogen. Was kann ich machen? Hilft mir die Western Union? Hilft mir die Polizei? Hilft mir die Polizei in Asien, wenn ich selber dorthin fliege und Anzeige mache? Wie ist die Rechtslage?

Was kann man tun, um nicht Opfer eines solchen Betruges zu werden? Suchen Sie hierzu Informationen im Internet, z. B. unter https://www.postbank.de/postbank/postbank_pd_extra_sicherheit_bargeldtransfer.html und tragen Sie die Sicherheitstipps hier ein:

....

....

....

....

....

7 In der nachfolgenden Abbildung finden Sie eine Information für Auszubildende und Studenten zu den Konditionen für die Eröffnung eines Girokontos. Setzen Sie in der Abbildung ein, welche Leistungen das Kreditinstitut Ihnen im Rahmen der Nutzung des Girokontos bietet.

StartGiro – Das Girokonto für junge Leute!

Das kostenlose Girokonto für Schüler, Azubis, Studierende und Freiwilligendienst-Leistende! Nutzen Sie das Startgirokonto als Plattform zur Abwicklung Ihrer Geld- und Bankgeschäfte. Sie sind in der Ausbildung oder studieren? Sie haben das 27. Lebensjahr noch nicht vollendet? Dann entscheiden Sie sich für StartGiro – unser kostenloses Girokonto.

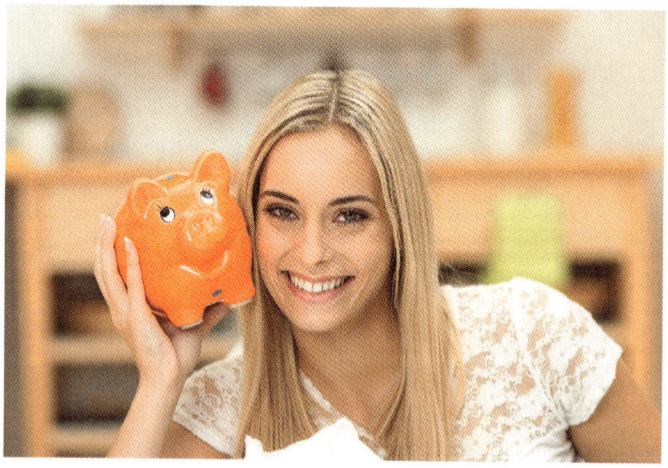

Ihre Konditionen – kostenlos! **Ihr GiroStart-Konto bietet Ihnen:**

- ....
- ....
- ....
- ....
- ....

8 In den folgenden Text zur halbbaren Zahlung haben sich einige Fehler eingeschlichen. Unterstreichen Sie diese Fehler. Tragen Sie die Fehler in die Zeilen unter dem Text ein und nehmen Sie eine sinnvolle Berichtigung vor.

Voraussetzung für die halbbare Zahlung ist das Vorhandensein eines Girokontos, sowohl beim Zahlungspflichtigen als auch beim Zahlungsempfänger.

Zum halbbaren Zahlungsverkehr gehört auch die Nachnahme. Die Versendung von Waren per Nachnahme wird insbesondere vom Versandhandel genutzt. Dabei wird die Ware durch die Post oder einen anderen Paketdienst an den Empfänger nur dann ausgeliefert, wenn er sofort bar bezahlt. Der eingezogene Betrag wird dem Zahlungsempfänger (Lieferant) anschließend bar zur Verfügung gestellt.

Eine weitere Möglichkeit für Zahlungsempfänger, ohne Girokonto Geld auf ein Konto des Zahlungsempfängers zu überweisen, ist der Zahlschein. Zahlscheine gibt es in allen Bankfilialen einschließlich der Postbank. Als Zahlschein, aber auch als Überweisung, kann der nachfolgend abgebildete Kombinationsvordruck verwendet werden.

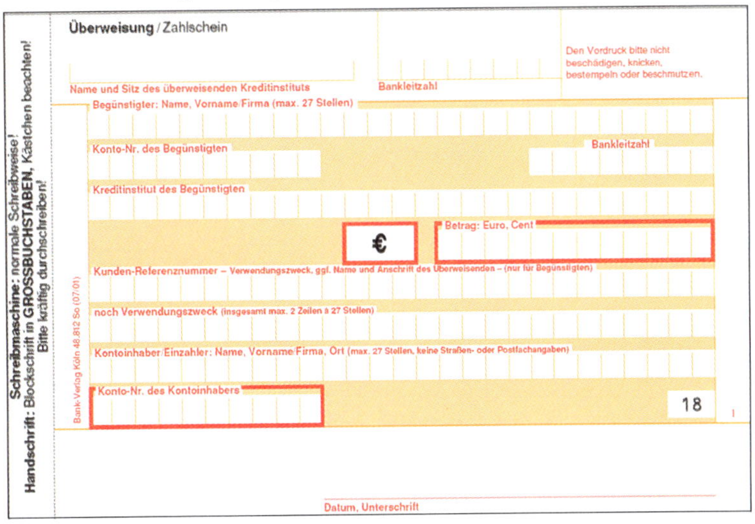

Der Zahlungspflichtige kann den Betrag am Schalter bar einzahlen. Er wird dann auf das im Zahlschein genannte Konto des Empfängers überwiesen. Die Gebühren richten sich nach der Höhe des Geldbetrags, sind aber wesentlich höher als bei bargeldloser Zahlung.

Fehler 1: ....

....

Richtig ist: ....

Fehler 2: ....

....

Richtig ist: ....

Fehler 3: ....

Richtig ist: ....

....

10 Sie haben bei der Fa. Becker, Essen, den Relaxstuhl „Tim“ für Ihre erste eigene Wohnung gekauft. Nachdem der Stuhl geliefert worden ist, mussten Sie einen Lieferschein unterschreiben und haben auch gleich die Rechnung bekommen. Der Lieferant hat Sie gebeten, den Betrag zu überweisen. Es sagte, dass alle Angaben, die Sie dafür benötigen, auf der Rechnung stünden.

becker EINRICHTUNGEN

Becker EINRICHTUNGEN • LIMBECKER Platz 1 • 45127 Essen

Frau
Melanie Schütz
Steeler Str. 468
45138 Essen

Kunden-Nr. 11702
Steuernr.: 110 5020 0698
USt.-IdNr. DE119675281
Datum: 16.08. ...

Rechnung Nr. 7948

Pos.	Art.-Nr.	Bezeichnung	Anz.	Preis	Gesamt
1	7747422	Relaxstuhl Tim	1	249,90 €	249,90 €

Der Gesamtbetrag setzt sich aus netto 210,00 € zuzüglich 19 % USt. = 39,90 € = 249,90 € zusammen.

Becker EINRICHTUNGEN

Zahlbar innerhalb 14 Tagen ohne Abzug

Sparkasse Essen BLZ: 360 501 05 Kto.-Nr.: 8 410 703

Füllen Sie nun den Überweisungsvordruck aus.

Überweisung / Zahlschein

Name und Sitz des überweisenden Kreditinstituts

Bankleitzahl

Den Vordruck bitte nicht beschädigen, knicken, bestempeln oder beschmutzen.

Begünstigter: Name, Vorname/Firma (max. 27 Stellen)

Konto-Nr. des Begünstigten

Bankleitzahl

Kreditinstitut des Begünstigten

EUR

Betrag: Euro, Cent

Kunden-Referenznummer – Verwendungszweck, ggf. Name und Anschrift des Überweisenden – (nur für Begünstigten)

noch Verwendungszweck (insgesamt max. 2 Zeilen à 27 Stellen)

Kontoinhaber/Einzahler: Name, Vorname/Firma, Ort (max. 27 Stellen, keine Straßen- oder Postfachangaben)

Konto-Nr. des Kontoinhabers

18

Datum, Unterschrift

Schreibmaschine: normale Schreibweise! Handschrift: Blockschrift in GROSSBUCHSTABEN, Kästchen beachten! Bitte kräftig durchschreiben!

Bank-Verlag Köln 48 812 So (07/01)

11 In der Praxis von Herrn Dr. Heine werden Sonderformen der Überweisung genutzt, um den Zahlungsverkehr zu vereinfachen. Geben Sie für die folgenden Sonderformen der Überweisung je zwei Beispiele für deren Nutzung in Ihrer Praxis.

Dauerauftrag	(1) .... (2) ....
Sammelüberweisung	(1) .... (2) ....

Mit der Einführung des einheitlichen EURO-Zahlungsverkehrsraums werden einheitliche Verfahren für Überweisungen und Lastschriften festgelegt. Herr Dr. Heine hat letztens Wein aus Frankreich bezogen. Der Rechnung war folgender Überweisungsvordruck beigefügt:

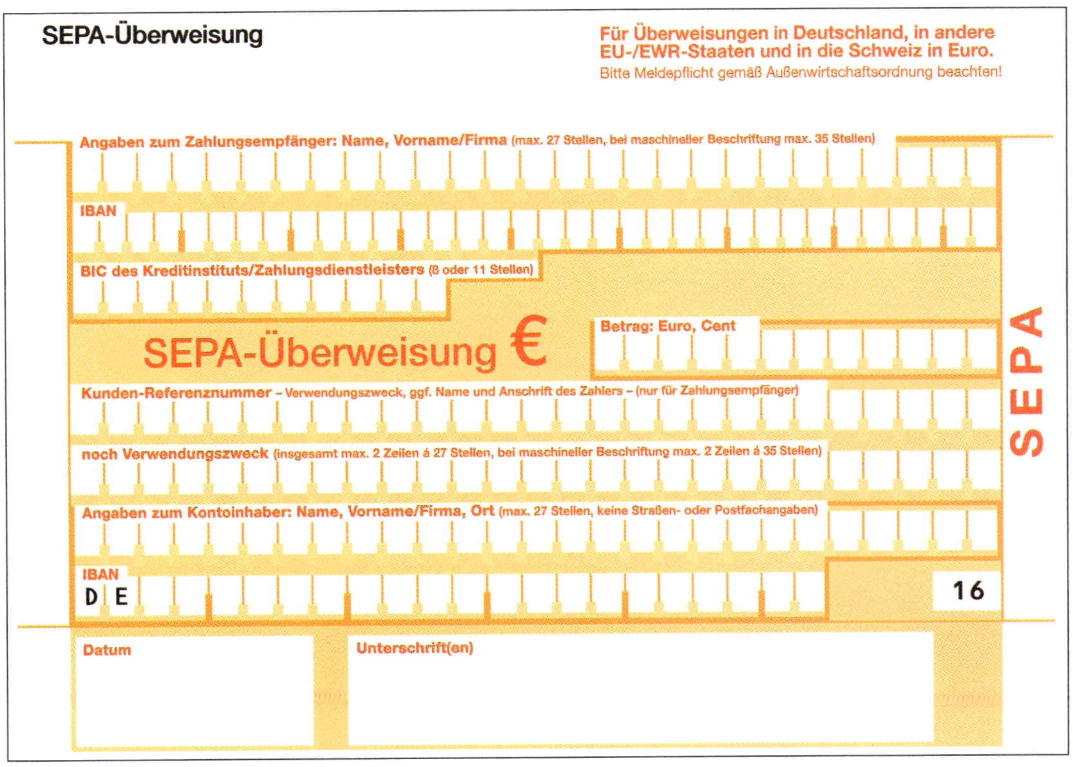

SEPA-Überweisung

Für Überweisungen in Deutschland, in andere EU-/EWR-Staaten und in die Schweiz in Euro.
Bitte Meldepflicht gemäß Außenwirtschaftsordnung beachten!

Angaben zum Zahlungsempfänger: Name, Vorname/Firma (max. 27 Stellen, bei maschineller Beschriftung max. 35 Stellen)

IBAN

BIC des Kreditinstituts/Zahlungsdienstleisters (8 oder 11 Stellen)

SEPA-Überweisung €

Betrag: Euro, Cent

Kunden-Referenznummer – Verwendungszweck, ggf. Name und Anschrift des Zahlers – (nur für Zahlungsempfänger)

noch Verwendungszweck (insgesamt max. 2 Zeilen à 27 Stellen, bei maschineller Beschriftung max. 2 Zeilen à 35 Stellen)

Angaben zum Kontoinhaber: Name, Vorname/Firma, Ort (max. 27 Stellen, keine Straßen- oder Postfachangaben)

IBAN

D E

16

Datum

Unterschrift(en)

SEPA

a) Was hat sich gegenüber den bisher genutzten Überweisungen verändert?

....

b) Was bedeuten die Begriffe IBAN und BIC?

IBAN: ....

BIC: ....

c) Ermitteln Sie für Ihr eigenes Girokonto Ihre internationale Kontonummer und die BIC Ihrer Bank.

12 Die SEPA-Basislastschrift hat das nationale Lastschriftverfahren abgelöst. Lesen Sie die folgenden Aussagen zu diesem Verfahren und kreuzen Sie die **nicht** zutreffenden Aussagen an

- ☐ Wie bei der SEPA-Überweisung werden beim SEPA-Lastschriftverfahren grundsätzlich IBAN und BIC statt Bankleitzahl und Kontonummer benötigt.
- ☐ Die rechtliche Legitimation für den Einzug ist ein sogenanntes Mandat. Es enthält die Zustimmung des Zahlers gegenüber dem Zahlungsempfänger zum Einzug. Weiterhin informiert der Zahlungsempfänger die Bank des Zahlers, dass die Lastschrift abgebucht wird.
- ☐ Für Kontoinhaber, die bisher schon Zahlungsempfängern eine Einzugsermächtigung gegeben haben, ist die Umstellung auf die SEPA-Basislastschrift mit keinem Aufwand verbunden. Diese werden automatisch umgestellt.
- ☐ SEPA-Basislastschriften, bei denen ein gültiges Mandat vorliegt, können bis zu 13 Monate nach der Belastung ohne Angabe von Gründen zurückgebucht werden.
- ☐ SEPA-Lastschriften haben ein festes Fälligkeitsdatum, an dem die Kontobelastung erfolgt.
- ☐ Zahlungsempfänger müssen sich durch eine Mandatsreferenznummer sowie eine Gläubiger-Identifikationsnummer eindeutig identifizieren. Dies ermöglicht dem Zahler eine Überprüfung der Belastung.

13 Der Opa von Sarah, Auszubildende in der Praxis von Dr. Heine, hat mitbekommen, wie Sarah für die nächste Klassenarbeit zum Zahlungsverkehr übt. „Was ihr alles wissen müsst. Das war früher doch einfacher. Da wurden die Löhne teilweise noch wöchentlich bar ausbezahlt. Rechnungen wurden bar bezahlt. Selbst ein Angestellter des Stromlieferanten kam monatlich ins Haus, um die Stromrechnung zu kassieren. Die Rente wurde vom Geldbriefträger gebracht.“ Sarah versucht, ihrem Opa klarzumachen, welche großen Vorteile der bargeldlose Zahlungsverkehr doch bietet. Schreiben Sie für Sarah die entsprechenden Argumente auf.

(1) ....

(2) ....

(3) ....

....

(4) ....

....

(5) ....

(6) ....

....

....

14 In dem folgenden Text zum Onlinebanking wurden die Absätze vertauscht.

> **Onlinebanking mit PIN und TAN – bequem und sicher**
>
> Unabhängig davon, wie häufig Sie Onlinebanking in Anspruch nehmen. Gehen Sie mit Ihren Zugangsdaten sorgfältig um, und beachten Sie die Sicherheitshinweise. (1)
>
> Erledigen Sie Ihre Finanzgeschäfte einfach elektronisch. Neben Routinevorgängen, wie Umsatzabfrage oder Einrichtung eines Dauerauftrags, überweisen Sie z. B. Geld ins Ausland. (2)
>
> Mit Ihrer PIN melden Sie sich an, mit einer TAN „unterschreiben" Sie Ihre Aufträge elektronisch. Jede TAN ist einmalig gültig und kann nicht wieder verwendet werden. Dieses Verfahren bietet die größtmögliche Datensicherheit. (3)
>
> Gerade für kleinere Unternehmen und für Privatleute ist das PIN/TAN-Verfahren ideal. Es ist leicht zu bedienen, und die Kosten sind gering. (4)

a) Bringen Sie die Absätze in eine Reihenfolge, die einen sinnvollen Text ergibt. Notieren Sie die Nummern der Absätze in der richtigen Reihenfolge.

....

b) Erläutern Sie die Begriffe „PIN" und „TAN". Welchen Zweck erfüllen jeweils PIN und TAN?

....

....

c) Die mit dem Onlinebanking möglichen Bankgeschäfte wurden in dem Artikel nur unvollständig genannt. Welche Bankgeschäfte lassen sich durch Onlinebanking abwickeln?

....

....

....

....

....

15 Betrachten Sie die folgende Abbildung:

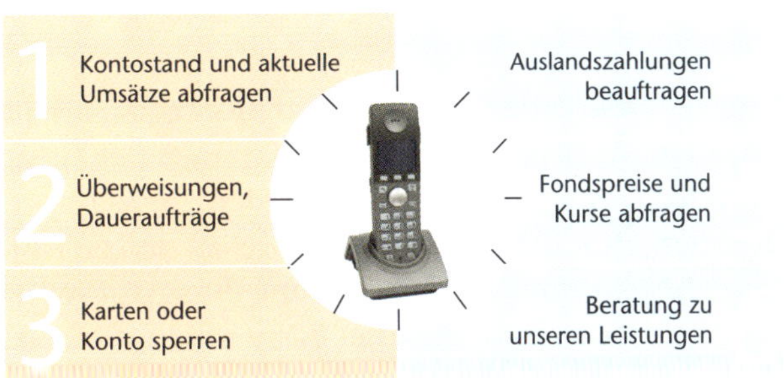

a) Welches von Kreditunternehmen angebotene Produkt wird in diesem Bild dargestellt?

....

....

b) Welche Bankgeschäfte können auf diese Weise getätigt werden?

....

....

....

....

....

....

c) In wie weit vereinfachen sich mit der Nutzung von Smartphones die Möglichkeiten, mobil von jedem Ort aus seine Bankgeschäfte abzuwickeln?

....

....

16 Melanie Wölk erlebt beim Einkauf folgende Situation:

Situation:

Melanie Wölk, Medizinische Fachangestellte, hat sich vorgenommen, neue Sommerkleidung zu kaufen. In ihrer Lieblingsboutique findet sie einige tolle modische Stücke. Sie geht damit zur Kasse. Die Kassiererin bemerkt: „Da haben Sie aber einige besonders schöne Kleidungsstücke ausgesucht. Die passen sicherlich sehr gut zu Ihnen." Ganz billig wird der Einkauf heute aber nicht. Die Etiketten werden eingelesen und die Kasse zeigt 225,00 € an. Die Kassiererin fragt: „Wie möchten Sie zahlen?"

a) Aufgrund der Fragestellung der Kassiererin ist festzustellen, dass die Kunden verschiedene Möglichkeiten zur Bezahlung der Ware wählen. Welche Arten der Zahlung sind in diesem Fall möglich?

....

....

....

b) Melanie zahlt mit ihrer Bankkarte. Prüfen Sie folgende Aussagen zum Zahlungsvorgang und berichtigen Sie fehlerhafte Aussagen.

	richtig	falsch
Die Kassiererin zieht die Karte durch ein Kartenlesegerät. Sie reicht Melanie ein Gerät mit einem Anzeigefeld und einer Tastatur. Der Gesamtbetrag des Einkaufs wird angezeigt und muss bestätigt werden. Danach wird Melanie per Anzeige aufgefordert, ihre TAN-Nummer einzugeben und zu bestätigen. Nach der Bestätigung erscheint im Display: „Zahlung erfolgt". Die Kassiererin gibt Melanie den Kassenbon, und sie bekommt die neu gekauften Kleidungsstücke ausgehändigt.	☐	☐

Richtige Antwort: ....

....

....

Nun fehlen Melanie noch die passenden Schuhe. Zum Glück wird sie in einem nahe gelegenen Schuhgeschäft fündig. Sie zahlt wiederum mit ihrer Bankkarte und ist völlig erstaunt. Dieses Mal muss sie keine Geheimzahl eingeben, sondern einen Beleg unterschreiben. Sie fragt die Kassiererin nach diesem Verfahren und diese erklärt: „Uns ist das Verfahren mit der Eingabe der Geheimnummer zu teuer und es behindert den Kassiervorgang. Wir vertrauen unseren Kunden und lassen einen Abbuchungsauftrag unterschreiben, der in den nächsten Tagen von Ihrem Konto abgebucht wird.“

richtig ☐ falsch ☐

Richtige Antwort: ....

Nach diesem anstrengenden Einkauf möchte Melanie noch etwas essen gehen. Zu ihrem Entsetzen stellt sie fest, dass sie nur noch 20,00 € in ihrer Geldbörse hat. Sie geht zum Geldautomaten der nächstgelegenen Bank und hebt mit ihrer Bankkarte mit Eingabe ihrer PIN-Nummer 100,00 € ab.

richtig ☐ falsch ☐

Richtige Antwort: ....

17 Statt mit der Bankkarte hätte Melanie auch mit ihrer Kreditkarte zahlen können.

a) Wodurch unterscheidet sich die Zahlung mit der Kreditkarte von der Zahlung mit der Bankkarte?

....

b) Eine Kreditkarte kann beispielsweise wie in der folgenden Abbildung aussehen. Auf dem folgenden Bild ist zu sehen, dass außer dem Namen des Kreditinstituts noch ein Symbol, hier mit dem Text „VISA“, steht.

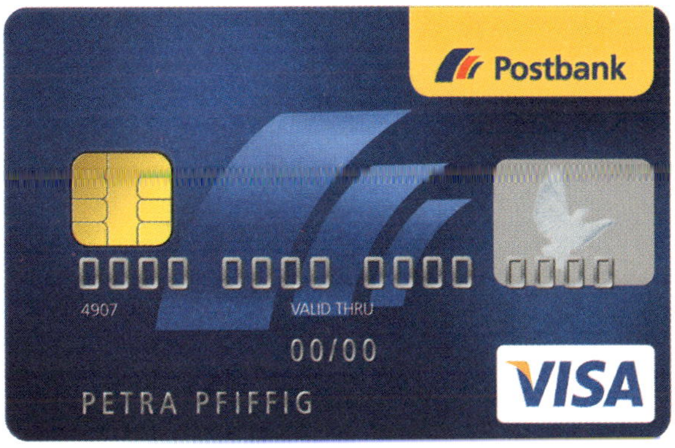

Was hat dies zu bedeuten?

c) Welche Vorteile bietet eine Kreditkarte dem Karteninhaber?

Zusammenfassende Aufgaben zu Kapitel 5

1 Erstellen Sie für sich eine umfassende Übersicht über alle Zahlungsmöglichkeiten, die man beim Zahlungsverkehr hat. Ergänzen Sie hierzu die folgende Abbildung:

Barzahlung

Begriff:

Zahlungsmöglichkeiten:

(1)

(2)

Kosten:

Halbbare Zahlung

Begriff:

Zahlungsmöglichkeiten:

(1)

(2)

Kosten: ....

....

....

Bargeldlose Zahlung

Begriff: ....

....

Zahlungsmöglichkeiten und Kosten:

Direkt beim Geldinstitut

(1): ....

Kosten: ....

Online-Überweisung

(2): ....

Kosten: ....

....

Telefonbanking

(3): ....

Kosten: ....

....

Kartenzahlungen

(4): ....

Kosten: ....

(5): ....

Kosten: ....

....

Sonderformen der Überweisung

(1): ....

Kosten: ....

SEPA-Lastschriftverfahren

(1): Voraussetzungen: ....

....

....

....

Kosten: ....

6 Der Wartungsvertrag

1 a) Der Abschluss eines Wartungsvertrags für technische Einrichtungen ist in manchen Fällen sinnvoll, aber auch kostenintensiv. Deshalb wird häufig genau abgewogen, für welche Geräte solch ein Vertrag abgeschlossen werden soll. Informieren Sie sich, für welche technischen Einrichtungen in Ihrer Ausbildungspraxis ein Wartungsvertrag abgeschlossen worden ist.

- ....
- ....

b) Wie kommt ein Wartungsvertrag zustande?

....

....

....

c) Was beinhaltet der Wartungsvertrag im Einzelnen?

....

....

....

....

....

....

d) Was versteht man unter einer „präventiven Wartung“?

....

....

....

....

....

2 Wählen Sie ein Gerät der Praxis aus, für das ein Wartungsvertrag besteht. Besprechen Sie mit Ihren Kolleginnen, welche Vorteile sich aus dem Wartungsvertrag für die Praxis ergeben. Schreiben Sie zu diesem Beispiel die Vorteile hier auf.

....

....

....

Lernfeld 7: Praxisabläufe im Team organisieren

1 Praxisorganisation

1 Die Praxis von Herrn Dr. Heine ist nun auch im Internet mit einer Webseite vertreten. Auf der Startseite finden sich zu den Leistungsschwerpunkten folgende Angaben:

Leistungsschwerpunkte

Unser wichtigster Leistungsschwerpunkt ist nach wie vor die hausärztliche Grundversorgung. Diese konnten wir im Laufe der Jahre durch weitere Schwerpunkte ergänzen:

- Vorsorgeuntersuchungen
- Alternative Behandlungsmethoden
- Ernährungsberatung
- Diabetologie
- Naturheilverfahren

Für genauere Informationen besuchen Sie bitte die Seite Leistungen.

Auf der Seite Leistungen finden sich u. a. folgende Angaben:

Hausärztliche Betreuung

- Gesundheitsberatung
- Früherkennungsuntersuchungen
- Laboruntersuchungen
- Sonographie (Bauch/Schilddrüse)
- Ruhe- und Belastungs-EKG
- Langzeit-EKG und Langzeit-Blutdruckmessung
- Lungenfunktionsprüfung
- Behandlungsprogramme für chronische Erkrankungen
- Patientenschulungen
- Impfungen und Impfberatung

Vorsorge

Check-up 35 (Kassenleistung)

Ab dem 35. Lebensjahr alle zwei Jahre:

- Körperliche Untersuchung
- Blutuntersuchung (Cholesterin/Blutzucker)
- Urinuntersuchung

Auf der Seite „Praxisteam“ stellen sich Dr. Heine und das Praxispersonal vor. Zu Melanie, der langjährigen Mitarbeiterin, findet sich folgender Eintrag:

Medizinische Fachangestellte

Melanie Wölk

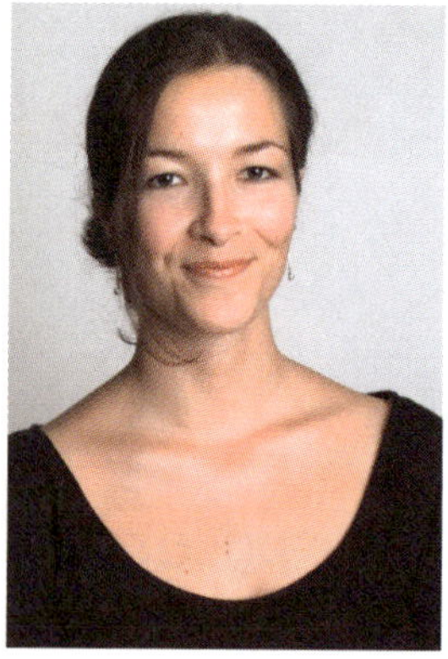

schloss ihre Ausbildung in unserer Praxis 2003 mit der Prüfung ab. In der Praxis assistiert sie bei kleineren Operationen. Sie versorgt Wunden und legt Gips- und Tape-Verbände an. Ihr Arbeitsbereich umfasst die Durchführung von EKGs, Langzeit-EKGs und Langzeit-Blutdruckmessungen. Im Labor führt sie Blutentnahmen, Urinuntersuchungen und Blutzuckermessungen durch, außerdem Leukozytenzählungen, Glukose-Toleranz-Tests, Troponin-Tests, Streptokokken-Tests und Laktosetoleranz-Tests.

Neben der Bedienung von Mikrowelle und Tens-Gerät führt sie Lungenfunktions- und Allergietests durch und setzt Injektionen.

Im Bereich der Praxisverwaltung ist sie zuständig für die Praxisorganisation und Terminplanung. Sie arbeitet mit bei der Erstellung der Kassen- und Privatabrechnung.

a) Ordnen Sie die von Melanie zu übernehmenden delegierbaren Leistungen den entsprechenden Hauptaufgaben einer hausärztlichen Praxis zu.

b) Welche Hauptaufgaben werden in Ihrer Praxis unterschieden?

2 Prüfen Sie die folgenden Aussagen zur Aufbau- und Ablauforganisation. Kreuzen Sie die nicht zutreffenden Aussagen an.

- ☐ Die im Rahmen der Organisationsanalyse ermittelten Hauptaufgaben einer hausärztlichen Praxis stellen die Ablauforganisation dar.
- ☐ Im Rahmen der Hauptaufgaben ist genau festzulegen, welche Tätigkeit, in welcher Weise, wann, von wem, wie ausgeführt wird.
- ☐ Die Ermittlung, Beschreibung und Regelung aller Arbeiten im Rahmen der delegierbaren Leistungen bezeichnet man als Ablauforganisation.
- ☐ Diese Arbeiten müssen sinnvoll auf die einzelnen Medizinischen Fachangestellten aufgeteilt werden.
- ☐ Diese Aufteilung nimmt sinnvollerweise der Praxisinhaber allein vor, da er die Fähigkeiten seiner Medizinischen Fachangestellten am besten beurteilen kann.
- ☐ Diese Aufgabenteilung ist zu dokumentieren. So ist für jeden einsehbar, wer für welche Aufgaben die Verantwortung trägt.

3 Die Teilaufgaben, die eine Medizinische Fachangestellte in einer Praxis übernimmt, bezeichnet man als Stelle. Welche drei Gesichtspunkte sind bei der Zusammenfassung der Teilaufgaben zu einer Stelle zu beachten?

(1) ....

....

(2) ....

....

(3) ....

....

4 Folgende Stellenanzeige wurde im Internet aufgegeben:

Stellenangebot für Medizinische Fachangestellte	
Stellenprofil:	Wir suchen eine erfahrene Medizinische Fachangestellte für unsere Hausarztpraxis. Erforderlich sind Kenntnisse in allen Tätigkeiten einer Praxis für Allgemeinmedizin. Der Schwerpunkt der Tätigkeit ist die Unterstützung des Arztes bei der Behandlung und die Durchführung der üblichen Laboruntersuchungen, EKGs, Lungenfunktionstests sowie die Abrechnung der ärztlichen Leistungen. Die Vertreterin der Erstkraft sollte über umfassende Kenntnisse in Personalführung und Praxisorganisation verfügen. Wir erwarten ein freundliches Auftreten, ein gepflegtes Äußeres und Teamfähigkeit.
Branche:	Praxis für Allgemeinmedizin
Arbeitsort:	Dr. Jürgen Braun, Huestraße 10, 44787 Bochum
Arbeitszeit:	Vollzeit
Verdienst:	nach Vereinbarung
Beginn:	01.09. ...
Beschäftigungsdauer:	unbefristet
Bewerbung:	Wir bitten um eine schriftliche Bewerbung an die oben genannte Adresse.

Das Stellenangebot wurde aufgrund einer in der Praxis vorhandenen Stellenbeschreibung erstellt.

a) Prüfen Sie bei diesem Stellenangebot, welche Teile einer Stellenbeschreibung sich in diesem Stellenangebot wiederfinden. Tragen Sie hierzu die einzelnen Bestandteile einer Stellenbeschreibung in die Zeilen unten ein. Ordnen Sie dann den einzelnen Teilen die entsprechende Beschreibung aus dem Stellenangebot zu.

(1) ....

....

....

(2) ....

....

....

....

(3) ....

....

....

b) Die aufgrund dieser Stellenausschreibung eingestellte Medizinische Fachangestellte Marion Türk möchte nach drei Monaten schon wieder kündigen, da die geforderten Aufgaben kaum in der vorgegebenen Arbeitszeit zu bewältigen sind. In einer Personalbesprechung bestätigen alle Mitarbeiterinnen, dass ihre Kollegin Frau Türk zu viele Aufgaben zu bewältigen hat. Gegen welche Grundsätze zur Festlegung einer Stelle ist hier verstoßen worden?

....

....

5 Folgende Informationen erhalten die Patienten einer Praxis entweder im Internet oder schriftlich:

Praxisorganisation

Terminpraxis

Wir führen eine **Terminpraxis** mit **fest vergebenen Terminen** für unsere Patienten.

Bitte versuchen Sie, Ihren Termin möglichst immer einzuhalten. Falls Sie einen Termin nicht wahrnehmen können, sagen Sie uns bitte frühzeitig Bescheid, damit wir Ihren Termin an einen anderen Patienten vergeben können.

Akute Erkrankungen

Besteht wegen einer akuten Erkrankung dringender Behandlungsbedarf, können Sie täglich zwischen 7:45–8:30 Uhr unsere **Notfallsprechstunde** nutzen. Rufen Sie uns bitte möglichst trotzdem zunächst an, um Ihr Kommen anzukündigen.

Natürlich können Sie uns auch außerhalb dieses Zeitfensters während unserer Sprechzeiten besuchen. Allerdings bitten wir Sie dann um Geduld, da wir Patienten mit einem festen Termin Vorrang einräumen.

Ergeben sich aufgrund einer Vielzahl von akuten Erkrankungen Terminverschiebungen, sind wir bemüht, Sie telefonisch zu informieren.

a) Welche Arten von Regelungen finden sich in diesem Hinweis? Begründen Sie Ihre Auswahl.

(1) ....

....

....

(2) ....

....

....

....

b) Welche dritte Form von Regelungen gibt es darüber hinaus?
Finden Sie hierfür entsprechende Beispiele.

(3) ....

....

....

2 Beiträge des Praxispersonals zur Qualitätssicherung

1 Niedergelassene Ärzte sind gesetzlich verpflichtet, ein Qualitätsmanagement in ihrer Praxis einzuführen. Genaue Anforderungen, was an Qualitätsmanagement und Qualitätssicherungsmaßnahmen umzusetzen ist, hat ein Gemeinsamer Bundesausschuss (G-BA) über grundsätzliche Anforderungen an ein einrichtungsinternes Qualitätsmanagement für vertragsärztliche Versorgung festgelegt. Lesen Sie hierzu die Auszüge aus den Richtlinien im Lehrbuch auf Seite 288 und bearbeiten Sie die folgenden Fragen:

a) Welche Ziele werden an ein einrichtungsinternes (praxisinternes) Qualitätsmanagement gestellt?

- hinsichtlich der Patienten: ....

....

....

- hinsichtlich der Praxisleitung und Praxismitarbeiter: ....

....

....

b) Welche Grundelemente eines praxisinternen Managements wurden festgelegt im Bereich

- Patientenversorgung:

....

....

....

....

....

- Praxisführung und Mitarbeiter:

....

....

....

....

....

....

c) Gehen Sie die Liste mit den Instrumenten eines praxisinternen Qualitätsmanagements (§ 4) durch. Welche dieser Instrumente werden in Ihrer Praxis umgesetzt?

....

....

....

....

....

....

....

....

2 Setzen Sie in die folgenden Aussagen

- ein **S**, wenn es sich um Aussagen zur **Strukturqualität**,
- ein **P**, wenn es sich um Aussagen zur **Prozessqualität**,
- ein **E**, wenn es sich um Aussagen zur **Ergebnisqualität**

handelt.

Dr. Heine hält sich durch stetige Weiterbildung möglichst auf dem neuesten Stand der medizinischen Erkenntnisse.	....
Frau Annemarie Griebel sucht die Praxis von Herrn Dr. Heine mit einer fiebrigen Erkältung auf. Nach Verordnung und Einnahme eines fiebersenkenden Schmerzmittels ist das Fieber abgeklungen.	....
Sarah hat zu Beginn ihrer Ausbildung immer wieder auf den Ablaufplan zum Empfang eines Patienten geschaut, wenn sich ein neuer Patient bei ihr in der Anmeldung vorstellte.	....
Dr. Heine hat sich nach längeren Überlegungen und nach der Einholung vieler Informationen entschlossen, ein neues Sonografiegerät anzuschaffen.	....
Melanie bemängelt, dass Sarah bei der Annahme eines Anrufs eines Patienten zwar den Praxisnamen, nicht aber ihren eigenen Namen genannt hat.	....
Dr. Heine hat Melanie und Sarah zu einer Fortbildung über Ernährungsberatung angemeldet.	....
Herr Andreas Normer war mit der Behandlung durch seinen Hausarzt nicht zufrieden. Er sucht die Praxis von Dr. Heine auf.	....

3 Die Prozessqualität ist ein ganz wichtiger Schwerpunkt des Qualitätsmanagements. Die einzelnen Schritte, mit der Praxisabläufe strukturiert werden, sind in der folgenden Aufzählung durcheinandergeraten. Bringen Sie diese Schritte in die richtige Reihenfolge.

(1) Überprüfung, ob Verbesserungsmöglichkeiten umgesetzt werden sollen.
(2) Festlegung, wer für welche Vorgänge die Verantwortung trägt.
(3) Eventuell Planung und Umsetzung von Verbesserungen.
(4) Systematische Erfassung und Dokumentation aller relevanten Praxisabläufe und -vorgänge.

Richtige Reihenfolge: ....

4 Prüfen Sie in den folgenden Fällen, ob der erhebliche Nutzen, den standardisierte Praxisabläufe bringen,
einen Nutzen für den Arzt = 1
einen Nutzen für die Mitarbeiter = 2
einen Nutzen für den Patienten = 3
darstellen. Setzen Sie die entsprechende Ziffer ein.

Die Zufriedenheit der Patienten steigt, da der Arzt aufgrund einer sehr guten Praxisorganisation mehr Zeit für den Patienten hat. ....

In der Praxis herrscht ein hohes Maß an Arbeitszufriedenheit, da die Verantwortlichkeiten in der Praxis klar geregelt sind. ....

Die Praxis kann sich ohne Probleme einer Überprüfung aller Vorgänge unterziehen, da die Qualitätsmerkmale und Praxisziele klar definiert sind und praxisintern regelmäßig überprüft werden. ....

Aufgrund der vorhandenen Dokumentation aller wichtigen Praxisabläufe können neue Mitarbeiter leicht eingearbeitet werden. Auch eine reibungslose Krankheits- und Urlaubsvertretung ist gewährleistet. ....

Die lückenlose Dokumentation von Behandlungsprozessen und der gute Informationsaustausch mit anderen Ärzten, Krankenhäusern und sonstigen Einrichtungen sichert eine Abstimmung der Behandlungsmaßnahmen. Doppeluntersuchen werden vermieden. ....

5 Herr Dr. Heine ist mit dem Praxisablauf bezüglich der Behandlung von Notfallpatienten sehr unzufrieden. Zu Beginn der Sprechstunde sitzen sehr viele Notfallpatienten im Wartezimmer. Sie werden irgendwie im Laufe des Vormittags dazwischengeschoben. Im Laufe des Tages kommen weitere Notfallpatienten dazu. Für die nach Termin bestellten Patienten ergeben sich teilweise erhebliche Verspätungen, was schon zu Beschwerden geführt hat. Herr Dr. Heine plant daher die Einführung einer Notfallsprechstunde. Planen Sie mit Herrn Dr. Heine die Einführung der Notfallsprechstunde nach der PDCA-Methode in folgenden Schritten:

a) Erläutern Sie, was mit dem ersten Schritt „Plan" gemeint ist.
Formulieren Sie im Hinblick auf die Einführung einer Notfallsprechstunde ein Ziel.

....

....

....

b) Beschreiben Sie die Bedeutung von „Do" und erläutern Sie dies u. a. am vorliegenden Beispiel.

....

....

c) Erläutern Sie, bezogen auf die Situation der Einführung der Notfallsprechstunde, was man unter „Check" in diesem Zusammenhang in der Praxis prüfen muss.

....

d) Was muss in der Phase „Act" bei Herrn Dr. Heine in der Praxis umgesetzt werden?

....

....

6 Entwerfen Sie für Ihre Praxis ein Organigramm, das die Hauptaufgaben und personellen Zuständigkeiten in Ihrer Praxis wiedergibt.

7 Herr Dr. Heine ist mit dem Zustand der Behandlungsräume zu Beginn der Behandlung eines neuen Patienten nicht zufrieden. Des Öfteren lagen noch Unterlagen des vorhergehenden Patienten auf dem Tisch und die Behandlungsliege war noch nicht gereinigt. Er bittet Sarah daher, ein Organigramm „Vorbereitung des Behandlungszimmers“ zu entwerfen. Übernehmen Sie für Sarah diese Aufgabe.

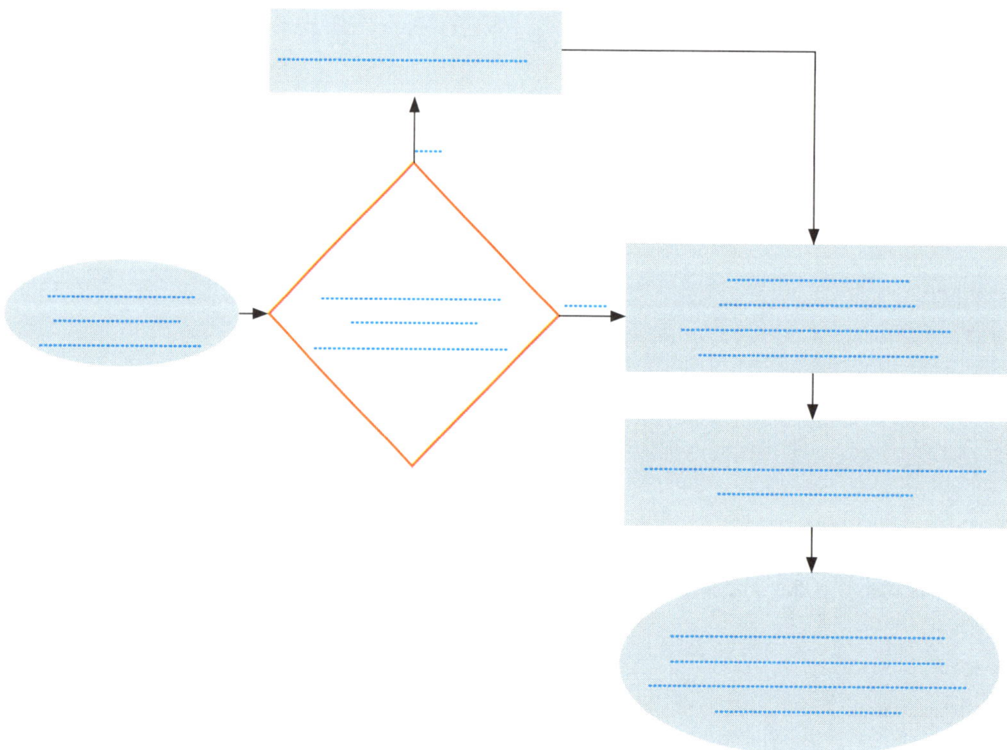

8 Die Kassenärztliche Bundesvereinigung bietet im Rahmen des Qualitätsmanagements umfangreiche Hilfen, insbesondere zur Dokumentation von Praxisabläufen mithilfe von QEP-Zielkatalogen (Qualität und Entwicklung in Praxen). Entwerfen Sie für die folgende Zielvorgabe Nachweise/Indikatoren und Kontrollfragen.

Anmeldung
Ziel 3: Anliegen der Patienten, die in der Praxis **anrufen**, werden korrekt abgewickelt. (Korrekte Handhabung der telefonischen Kommunikation mit Patienten)

	Nachweise/Indikatoren	Das sollten Sie sich fragen	Schätzen Sie sich ein
1	....	....	☐
2	....	....	☐
3	....	....	☐

9 Entwickeln Sie auf der Grundlage des QEP-Bausteins „Korrekte Handhabung der telefonischen Kommunikation mit Patienten" eine entsprechende Arbeitsanweisung, in der alle wichtigen Arbeitsschritte in der richtigen Reihenfolge dargestellt werden.

....

....

....

(1) ....

(2) ....

(3) ....

(4) ....

(5) ……………………………………………………………………………………

……………………………………………………………………………………

……………………………………………………………………………………

……………………………………………………………………………………

……………………………………………………………………………………

10 In der folgenden Abbildung finden Sie einen Auszug aus einer Checkliste zur Überprüfung der Ausstattung des Notfallkoffers.

Checkliste: Basis-Notfallkoffer

Name Prüfer/-in: ____________________

Fabrikat/Typ: ____________________ Anschaffungsjahr: __________ Inventar-Nr.: __________

Datum letztes Notfalltraining: ____________________ ☐ Intern ☐ extern

Datum der Prüfung: ____________________ nächste Prüfung vorgesehen für: __________

	Mindest-menge	vorhanden	haltbar bis MHD
Sauerstoff-Versorgung			
Sauerstoff-Flasche ...... Liter	1		
Druckminderer ☐ fest eingestellt ...... l/min ☐ einstellbar	1		
Beatmung/Reanimation			
Beatmungsbeutel, autoclavierbar	1		
Beatmungsmaske Größe 5	1		
Beatmungsmaske Größe 3	1		
Sauerstoff-Schlauch	1		
Sauerstoff-Reservoir	1		
Inhalation			
Inhalationsmaske mit Zuleitung	1		
Sauerstoff-Nasenbrille	1		
Sauerstoff-Katheter/Nasensonde	1		
Material für den venösen Zugang			
Einhandstaubinde	1		
Venenverwellkanüle G 18	2		
Venenverwellkanüle G 20	2		
Venenverwellkanüle G 22	2		
Fixierpflaster für Venenverwellkanülen	4		
Desinfektions-Spray	1		
Sterile Tupfer	2		
Kanülenabwurfbox	1		
Rolle Pflaster	1		
Infusionsbesteck	1		
Einmalspritzen 2 ml	2		
Einmalspritzen 5 ml	2		
Einmalspritzen 10 ml	2		
Einmalkanülen G 1	2		
Einmalkanülen G 14	4		

Quelle: http://www.notfallkoffer.de/media/wysiwyg/Koffer-Check.pdf, abgerufen am 31.08.2014

Erläutern Sie anhand dieses Beispiels den Sinn von Checklisten und zählen Sie einige Vorteile auf.

....

....

....

....

....

11 Überprüfen Sie die folgenden Aussagen zur Patientenbefragung als Element des Qualitätsmanagements. Kreuzen Sie die zutreffenden Aussagen an.

- ☐ Patientenbefragungen geben Rückmeldungen über die Zufriedenheit mit der Praxis und die sachgerechte medizinische Versorgung durch den Arzt.
- ☐ Sie bieten dem Arzt und dem Personal viele Anregungen zur Verbesserung.
- ☐ Der Patientenfragebogen sollte von Befragung zu Befragung angepasst und verbessert werden. So erhält man vergleichbare und aussagekräftige Ergebnisse.
- ☐ Der Zeitabstand zwischen den Befragungen sollte spontan gewählt werden. Immer wenn man in der Praxis das Gefühl hat, es müsste etwas verbessert werden, sollte man die Patienten befragen.
- ☐ Die Befragung muss anonym durchgeführt werden. Ein Rückschluss auf die Identität des Patienten darf nicht möglich sein.
- ☐ Es werden alle Patienten unabhängig von ihrem Alter befragt.

3 Einbindung des Praxispersonals

1 Im folgenden Text wird ein idealer Führungsstil für eine Arztpraxis dargestellt:

> Um Patienten zufriedenstellen zu können, sind schnelle und kompetente Handlungen auch der Medizinischen Fachangestellten notwendig. Solche Handlungsmotivationen entstehen am ehesten durch einen modernen und zeitgemäßen Führungsstil.
>
> In einer Arztpraxis kann jedoch nicht vollständig auf die Hierarchie verzichtet werden. Schließlich hat der Arzt die Verantwortung für alle Vorgänge in der Praxis. Hier bietet sich ein Führungsstil an, bei dem die Personalführung auf der Grundlage der Praxisziele erfolgt.
>
> Für die Einsetzbarkeit eines solchen Führungsstils gibt es mehrere Voraussetzungen:
>
> - Delegierung der Aufgaben an die Mitarbeiter/-innen,
> - Delegierung der Kompetenz an die Mitarbeiter/-innen,
> - Delegierung der Handlungsverantwortung an die Mitarbeiter/-innen,
> - Organisation auf der Grundlage von Praxiszielen,
> - ein gut organisiertes Planungs-, Informations- und Kontrollsystem,
> - Aus- und Weiterbildung von Mitarbeiter/-innen.
>
> Die Vorteile dieses Führungsstils sind:
>
> - die Entlastung des Praxisinhabers,
> - die Verbesserung der Identifikation mit den Praxiszielen,
> - die Förderung von Eigeninitiative, Leistungsmotivation und Verantwortungsbereitschaft.

a) Welcher Führungsstil wird in diesem Text beschrieben?

....

b) Nennen Sie einen weiteren Ihnen bekannten Führungsstil.

....

c) Schauen Sie sich die Kennzeichen für die jeweiligen Führungsstile in Ihrem Lehrbuch (Seite 300) an.
Prüfen Sie, wie diese in Ihrer Praxis umgesetzt werden.
Schreiben Sie die Ergebnisse hier auf und kommen Sie zu einem Ergebnis, welche Art von Führungsstil in Ihrer Praxis umgesetzt wird.

....

2 Zu hohe Erwartungen oder umgekehrt mangelndes Vertrauen in die Medizinischen Fachangestellten sind oft die entscheidenden Gründe, warum eine Delegation von Befugnissen und Leitungsaufgaben häufig nicht erfolgt.
Mithilfe des entsprechenden QEP-Bausteins der KBV kann die Situation in der Praxis und damit die Qualität der Delegation überprüft werden.

Kernzielthema: **Beschreibung der Stellen, Verantwortlichkeiten und Befugnisse** Aufgaben		
	Kernziel erfüllt	Kritische Stellungnahme zur Umsetzung
Gibt es eine schriftliche interne Regelung über die Verantwortlichkeiten und Befugnisse aller in der Praxis tätigen Medizinischen Fachangestellten?		....
Haben die Mitarbeiter in diese Regelungen Einsicht und kennen Sie diese?		....

Prüfen Sie, inwieweit dies in Ihrer Ausbildungspraxis umgesetzt wird. Nehmen Sie in der dritten Spalte der Tabelle kritisch Stellung, wenn in Ihrer Praxis die angesprochenen Fragen nur mangelhaft umgesetzt werden.

3 Angenommen, dass in einer Praxis nicht nur die Aufgaben, sondern auch die entsprechenden Befugnisse an das Praxispersonal übertragen worden sind. Entscheiden Sie in den folgenden Situationen, von welcher Art Befugnis (Verfügungs-, Entscheidungs- bzw. Anordnungsbefugnis) die Medizinische Fachangestellte Gebrauch macht.

Situation	**Art der Befugnis**
Ein Patient bittet darum, wegen akuter Beschwerden unverzüglich zum Arzt vorgelassen zu werden. Auf die Frage, wie lange er schon die Beschwerden habe, gibt er an, dass er schon seit acht Tagen mit diesem Problem zu kämpfen habe. Die Medizinische Fachangestellte bittet ihn daraufhin, erst einmal im Wartezimmer Platz zu nehmen.	....
Die Ärztin ordnet an, dass ein Patient mit Mikrowelle zu bestrahlen ist.	....
Eine Medizinische Fachangestellte führt den Patienten zu dem Therapiegerät und führt die Bestrahlung durch.	....
Es besteht die generelle Regelung, dass bei Erstpatienten grundsätzlich die Pulsfrequenz und der Blutdruck zu messen seien. Eine Medizinische Fachangestellte misst entsprechend dieser Anweisung den Blutdruck.	....

Situation	Art der Befugnis
Da in einer Terminpraxis die Verspätung bereits 90 Minuten beträgt, veranlasst die Medizinische Fachangestellte, die den Bereich Patientenempfang und allgemeine Verwaltung leitet, dass bestellte Patienten angerufen und umbestellt werden.	
Eine Medizinische Fachangestellte hat sich krankgemeldet. Die für die Ein- und Aufteilung der Aufgaben zuständige Medizinische Fachangestellte entscheidet, dass erstmals die Auszubildende aus dem zweiten Ausbildungsjahr heute die Assistenz übernehmen soll.	
Leider ist durch die Terminverschiebung an einen pünktlichen Feierabend nicht zu denken. Da aber für die restlichen Behandlungen nur noch eine Medizinische Fachangestellte bei der Assistenz und eine bei der Anmeldung benötigt werden, entscheidet die zuständige Medizinische Fachangestellte, dass sie selbst im Bereich der Patientenanmeldung bleibt. Sie bittet eine weitere Angestellte, die Assistenz bis zum verspäteten Praxisende zu übernehmen.	

4 In der Praxis von Herrn Dr. Heine ist Melanie als Erstkraft für die Praxisorganisation und -verwaltung zuständig (Einliniensystem). In einer Praxisgemeinschaft in der Nachbarschaft von Herrn Dr. Heine ist eine Medizinische Fachangestellte für den Praxisempfang, die Terminplanung und Verwaltung als Ansprechpartner zuständig, eine weitere Helferin organisiert den Personaleinsatz bei der Assistenz, in der Therapie und im Labor (Mehrliniensystem). Erläutern Sie in tabellarischer Form, was man unter dem jeweiligen System versteht und welche Vor- bzw. Nachteile diese Systeme haben.

Einliniensystem

Begriff: ……………………………………

Vorteile: ……………………………………

Nachteile: ……………………………………

Mehrliniensystem:

Begriff: ……………………………………

Vorteile: ……………………………………

Nachteile: ……………………………………

……………………………………

5 Der folgende Text beinhaltet eine typische Konfliktsituation.

Melanie erlebt heute in der Anmeldung einen unruhigen Tag. In der Terminplanung sind Fehler aufgetreten, sodass Patienten ungewöhnlich lange warten müssen. Zusätzlich sind noch einige Anträge und Berichte fertigzustellen. Zwischenzeitlich stellen die Kolleginnen Fragen und Melanie merkt mehr und mehr, dass sie trotz ihrer Erfahrung die Übersicht verliert. Als Sarah fragt, welches Behandlungszimmer für Frau Röttger vorgesehen ist, reagiert Melanie völlig ungehalten. „Wir haben einen Tagesplan. Auch du musst in der Lage sein, diesen zu lesen." Sarah ist völlig verstört über die Reaktion ihrer Kollegin. Schweigend entnimmt sie aus dem Terminplan, in welches Behandlungszimmer sie Frau Röttgen führen muss. Während der Behandlung ist sie in ihrer Assistenz teilweise so unkonzentriert, dass Herr Dr. Heine erstaunt fragt: „Sarah, was ist los? Du bist mit deinen Gedanken ganz woanders!"

a) Gegen welchen Grundsatz hat Melanie in diesem Zusammenhang verstoßen?

b) Mit welchen Arten von Besprechungen sollte in diesem Fall zügig eine Konfliktlösung herbeigeführt werden?

Begründen Sie Ihre Entscheidung.

c) Welche Gesprächsarten lassen sich im Zusammenhang mit der Personalführung unterscheiden? Erläutern Sie auch kurz Ziel und Inhalt des Gespräches.

d) Erläutern Sie kurz Gesprächsarten und deren Inhalt, die im Zusammenhang mit der Sicherung eines reibungslosen Praxisablaufs und zur Lösung von Konflikten unterschieden werden.

6 Überall, wo Menschen zusammenarbeiten, gibt es Konflikte. Diese gehören zum beruflichen Alltag und sind nicht immer so leicht zu lösen, wie der bereits angesprochene Konflikt, der auf einem Fehler in der Organisation beruht. Der folgende Auszug aus einem Beitrag im Deutschen Ärzteblatt, zeigt, wie gefährlich diese Konflikte für eine Arztpraxis werden können.

Konflikte in der Arztpraxis: Weitreichende Folgen

Streitereien in der Praxis stören nicht nur das Klima, sondern richten auch wirtschaftlichen Schaden an. Besonders in kleinen Arztpraxen können ungelöste Konflikte zu ernsthaften Problemen führen. Teamwork ist dann nicht mehr möglich, Synergien können nicht mehr genutzt werden. Laut Kassenärztlicher Bundesvereinigung ist bereits jeder zehnte niedergelassene Arzt existenzgefährdet. Da wird es immer wichtiger, nicht nur auf die wirtschaftliche Seite zu schauen (dort bestehen oft keine weiteren Einsparmöglichkeiten), sondern auf die zwischenmenschliche Seite. Konflikte können teuer werden.

Konflikte finden auf allen Ebenen statt: zwischen Arzt und Arzt, zwischen Arzt und Medizinischer Fachangestellten, zwischen Medizinischen Fachangestellten und Patienten und unter den Medizinischen Fachangestellten. Zunehmend ist auch eine wachsende Anzahl an Konflikten zwischen Arzt und Patient zu beobachten.

Konflikte beginnen meist mit einem kleinen Problem. Sie entstehen auf der Sachebene, das heißt, es geht um etwas, das getan wurde oder auch nicht getan wurde. Einer der Beteiligten fühlt sich ungerecht behandelt oder sogar angegriffen. Wenn der Konflikt an dieser Stelle nicht gelöst wird, geht es in die nächste Runde. Es kommt zu einer Überlagerung. Argumente werden infrage gestellt, die Sachfragen werden überlagert durch Wert-, Beziehungs- und Personenfragen. Emotionen kommen ins Spiel. Minder- und Fehlleistungen, Arbeitsunfälle und Teamkonflikte sind die möglichen Folgen.

Wenn am Konflikt Beteiligte gedanklich und emotional sehr aufgewühlt sind, behandeln sie möglicherweise auch die Patienten unfreundlich und ziehen sich zurück. Selbst wenn versucht wird, freundlich zu sein, werden einige Patienten bemerken, dass etwas nicht stimmt. Sie spüren die Stimmung, „die in der Luft liegt", und bleiben der Praxis eventuell fern.

Wenn der Konflikt eskaliert, wird die Kommunikation abgebrochen, und der Konflikt wird offen ausgetragen. Ein Mitarbeiter, der wütend ist und sich ungerecht behandelt fühlt, macht „Dienst nach Vorschrift". Es wird „gebummelt", Informationen werden nur unwillig, nur auf mehrmaliges Nachfragen und dann auch nur teilweise weitergegeben. Darüber hinaus entstehen Fehlzeiten. Beides kann in einer Praxis schweren wirtschaftlichen Schaden anrichten. [...]

Quelle: Baller, Gaby: Konflikte in der Arztpraxis: Weitreichende Folgen, in: http://www.aerzteblatt.de/v4/archiv/pdf.asp?id=48306; abgerufen am 19.6.2014, herausgegeben von: Bundesärztekammer (Arbeitsgemeinschaft der deutschen Ärztekammer) und Kassenärztliche Vereinigung, Köln

a) Lesen Sie diesen Text sorgfältig. Markieren Sie die wichtigsten Aussagen des Textes. Finden Sie für jeden Absatz sinnvolle Absatzüberschriften und tragen Sie diese in die folgenden Zeilen ein:

(1) ....

(2) ....

(3) ....

(4) ....

(5) ....

b) Welche Strategien zur Lösung des Konflikts schlägt die Verfasserin des Aufsatzes „Konflikte in der Arztpraxis: Weitreichende Folgen“ vor? Suchen Sie hierzu den kompletten Aufsatz im Internet und tragen Sie die vorgeschlagenen Möglichkeiten zur Konfliktlösung hier ein.

....

....

....

....

....

....

....

....

....

....

....

4 Personaleinsatzplanung

1 Prüfen Sie die folgenden Aussagen zur Personaleinsatzplanung. Kreuzen Sie die nicht zutreffenden Aussagen an.

- ☐ Die Anzahl der Patienten und die Anzahl der Leistungen je Tag sind großen Schwankungen unterworfen. Damit möglichst genau die richtige Anzahl an Mitarbeitern zur Verfügung steht, wird eine Personaleinsatzplanung durchgeführt.
- ☐ Diese regelt, welche Mitarbeiter wann und in welchem zeitlichen Umfang der Praxis zur Verfügung stehen.
- ☐ Dabei sind u.a. die wöchentliche Arbeitszeit, Teilzeitarbeit von Mitarbeitern, Krankheits- und Urlaubstage und die gesetzlichen Feiertage zu berücksichtigen.
- ☐ Die Personaleinsatzplanung sollte in Zusammenarbeit mit den Mitarbeitern entwickelt werden, denn sie hat großen Einfluss auf die Mitarbeiterzufriedenheit.
- ☐ Die Zeiten des Jahresurlaubs sollten zu Beginn des Jahres zwischen allen Mitarbeitern abgestimmt werden.
- ☐ Persönliche Vorgaben, wie kein früher Beginn, Ende der Arbeitszeit spätestens zu einer bestimmten Zeit, dürfen nicht berücksichtigt werden.

2 Termin- und Personaleinsatzplanung hängen unmittelbar zusammen. Was in diesem Zusammenhang von der Personaleinsatzplanung geleistet werden muss, zeigt eine Aufzählung der Leistungen eines Programms zur Erstellung von Dienstplänen für das Personal einer Praxis.

Das Programm zur Erstellung von Dienstplänen hat folgenden Leistungsumfang:

- Nach Vorgabe von Wochenarbeitszeit, Urlaub, Krankheit usw. erstellt das Programm für jede Kalenderwoche und für jeden Bereich der Praxis optimierte Dienstpläne.
- Fertige Planungen können für die Folgewochen fortgeschrieben werden. Änderungen werden dabei berücksichtigt.

- Sämtliche Pläne können für jeden Mitarbeiter ausgedruckt bzw. per E-Mail direkt an den Mitarbeiter versendet werden.
- Ein Zeitkontingent wird für alle Mitarbeiter erstellt, sodass jederzeit eine Kontrolle über die geleisteten Stunden der Mitarbeiter möglich ist.

a) Prüfen Sie anhand der Vorgaben für eine Personaleinsatzplanung, ob dieses Programm alle Vorgaben (siehe Lehrbuch S. 305) berücksichtigt. Bei welchen Vorgaben sehen Sie Schwierigkeiten?

....

....

....

....

b) Beurteilen Sie die Leistungen dieses Programms aus Sicht Ihrer Ausbildungspraxis. Können z. B. Dienstpläne mit einer starren Zuordnung zu einzelnen Praxisbereichen wie Anmeldung, Assistenz, Therapie und Labor eingehalten werden?

....

....

....

....

c) Welche Lösungen werden in Ihrer Ausbildungspraxis angestrebt, wenn eine Mitarbeiterin langfristig vertreten werden muss?

....

....

....

....

....

5 Praxismarketing

1 Ein Unternehmen für Praxismarketing wirbt folgendermaßen für seine Dienstleistung:

Speziallösungen für Arztpraxen

Kundenwerbung und Wettbewerb – in fast allen Branchen ist das völlig normal. Rückläufige Praxisumsätze und der ständig wachsende Wettbewerb im Gesundheitswesen stellen auch niedergelassene Ärzte und Zahnärzte hier vor neue Herausforderungen.

Als Arzt oder Zahnarzt haben auch Sie grundsätzlich ähnliche Anforderungen an die Vermarktung Ihrer angebotenen Leistungen wie ein klassisches Unternehmen. Der Patient von heute ist mündig und aufgeklärt. Er gestattet sich, die für ihn angenehmste Praxis aufzusuchen. Setzen Sie auf den Vorteil einer cleveren Selbstdarstellung, um ihn zu mobilisieren!
Zwar gibt es Einschränkungen durch das Berufs- und Standesrecht, doch gerade die neuen Medien bieten Ihnen ein reichhaltiges Potenzial an Möglichkeiten.
Aus einer umfangreichen Palette an Marketing-Leistungen erarbeiten wir gemeinsam ein maßgeschneidertes Gesamtkonzept für Ihre Praxis.

Quelle: http://www.einsmedia.de/was/special_arztpraxis.html, abgerufen am 19.6.2014

a) Gehen wir davon aus, dass in Ihrer Ausbildungspraxis eine umfassende Marketinganalyse stattgefunden hat, und dass eine Vielzahl von Marketinginstrumenten umgesetzt wird. Zählen Sie auf, welche Marketing-Maßnahmen in Ihrer Ausbildungspraxis eingesetzt werden.

b) Nennen und erläutern Sie kurz Marketing-Maßnahmen, in die Sie als Medizinische Fachangestellte in besonderer Weise eingebunden sind.

c) Nehmen Sie sich eine Informationsbroschüre zu einer Praxis, möglichst Ihrer Ausbildungspraxis, vor. Notieren Sie hier, wie diese Broschüre gegliedert ist.

d) Analysieren Sie mithilfe der Gliederung kritisch den Inhalt der Broschüre. Welche Verbesserungsvorschläge würden Sie bei einer Neugestaltung der Broschüre umsetzen?

2 Beim Praxismarketing unterscheidet man

Internes Praxismarketing	1
Externes Praxismarketing	2
Mediales Praxismarketing	3

Entscheiden Sie bei den folgenden Marketing-Maßnahmen zu welchem Bereich diese gehören. Setzen Sie die entsprechende Ziffer ein.

Die Patienten werden, wenn Sie einverstanden sind, per E-Mail bzw. SMS an fällige Vorsorgeuntersuchungen erinnert.	....
Am Praxisempfang liegt eine Praxisbroschüre mit allen Informationen zur Praxis aus.	....
Eine Medizinische Fachangestellte der Praxis wurde zur Fachwirtin für ambulante medizinische Versorgung ausgebildet.	....
Mithilfe eine Beratungsunternehmens wurde ein gesamtes einheitliches Erscheinungsbild der Praxis, vom einheitlichen Praxislogo bis zur einheitlichen Berufskleidung, umgesetzt.	....
Weiterhin wurde eine Internetseite der Praxis entwickelt und ins Netz gestellt.	....
Ein umfassendes Qualitätsmanagement wurde in der Praxis umgesetzt und dokumentiert.	....

3 Auch für Arztpraxen gilt: „Nutzen Sie das Medium Internet um die Praxis zu präsentieren". Rufen Sie die Seite http://www.docrelations.de/index.php/ratgeber-anzeigen/items/praxishomepage-oder-praxis-fanpage-was-ist-wichtiger-fuer-das-praxismarketing.html auf. Auf dieser Seite des Beratungsunternehmens wird dargestellt, welche wichtigen Inhalte die Homepage einer Praxis enthalten muss. Welche sollten demnach auf der Homepage zu finden sein?

....

....

....

4 a) Rufen Sie die Internetseite Ihrer Ausbildungspraxis auf. Falls diese noch nicht über eine eigene Homepage verfügt, rufen Sie die Internetseite eines anderen Arztes gleicher Fachrichtung auf.

b) Listen Sie auf, welche Anforderungen an eine professionelle Internetseite zu stellen sind. Nehmen Sie kurz Stellung, ob Ihre Praxishomepage diesen Anforderungen entspricht.

....

....

....

....

....

....

....

5 Prüfen Sie bei den folgenden Aussagen, was ein Arzt beim Praxismarketing darf bzw. was er nicht darf. Kreuzen Sie die **nicht** erlaubten Marketing-Maßnahmen an.

- ☐ Der Arzt informiert auf seiner Homepage über das Leistungsangebot der Praxis und nennt Schwerpunkte und Spezialisierungen.
- ☐ Gesondert weist er auf die von der Praxis durchgeführten Grippeschutzimpfungen und sinnvollen Impfungen bei Reisen hin.
- ☐ Das Praxisteam mit seinen besonderen Qualifikationen wird auf der Homepage vorgestellt.
- ☐ Weiterhin wird auf besondere Versorgungsleistungen, wie die Notfallsprechstunde, hingewiesen.
- ☐ Die besonderen Heilerfolge bei bestimmten Therapien werden herausgestellt.
- ☐ Auf der Homepage werden die einzelnen Praxisräume mit ihrer Ausstattung abgebildet.

Zusammenfassende Aufgaben zu den Kapiteln 1, 2, 3 und 5

Praxisorganisation, Konfliktmanagement und Praxismarketing dienen u.a. dazu, die Qualität einer Praxis zu sichern. Folgende Gesichtspunkte werden in vielen Veröffentlichungen als Maßstab für eine gute Praxis gesehen.

Woran erkenne ich eine gute Arztpraxis?

1. Wie ernst widmet sich der Arzt mir und meinen speziellen gesundheitlichen Problemen?
2. Wie umfassend und verständlich ist die Aufklärung?
3. Welches weiterführende Informationsmaterial und welche Informationen über Hilfsangebote werden angeboten?
4. Bietet mir der Arzt über die Art meiner Behandlung verschiedene Möglichkeiten, bei denen ich mitentscheide?
5. Unterstützt mein Arzt mich durch Informationen darin, eine Entscheidung zur Behandlung treffen zu können?
6. Werde ich von Arzt und Praxispersonal freundlich und respektvoll behandelt?
7. Erhalte ich ohne Probleme Zugang zu meinen Patientenunterlagen?
8. Akzeptiert es mein Arzt, dass ich im Zweifelsfall – insbesondere bei folgenschweren Behandlungen – eine zweite Meinung einholen möchte?
9. Wird in der Praxis alles getan, um meine Intimsphäre zu wahren?
10. Ist in allen Teilen der Praxis der Schutz meiner persönlichen Daten gesichert?
11. Bietet mein Arzt eine Praxisorganisation, die mir den Arztbesuch erleichtert?
12. Sind Qualitätsmaßnahmen in der Praxis meines Arztes für mich als Patient erkennbar?

a) Welche Fragen würden Sie dem Gesichtspunkt „Praxisorganisation“ zuordnen? Begründen Sie Ihre Entscheidung.

b) Welche Fragen würden Sie dem Gesichtspunkt „Qualitätssicherung“ zuordnen? Begründen Sie Ihre Entscheidung.

Richtig sind: ....

c) Wird in diesen Fragen auch das Problem einer gelungenen Kommunikation mit dem Patienten angesprochen? Wie wichtig ist dieser Gesichtspunkt Ihrer Ansicht nach für den Erfolg der Arztpraxis?

d) In allen Fragen geht es um die Zuwendung an den Patienten und um Maßnahmen, die den Patienten veranlassen, die Praxis immer wieder aufzusuchen. Insofern sind sie Teile des Praxismarketings. In welcher Frage werden direkt Maßnahmen des Praxismarketings angesprochen?

e) Nehmen Sie zu diesem Fragenkatalog Stellung. Halten Sie diese Fragen für zutreffend oder müssten diese noch um wichtige Punkte ergänzt werden?

6 Organisation von Postein- und -ausgang einschließlich der elektronischen Nachrichtenübermittlung

1 Sarah, der Auszubildenden in der Praxis von Dr. Heine, ist ein peinlicher Fehler unterlaufen. Sie hat aus Versehen einen an Herrn Dr. Heine gerichteten Privatbrief geöffnet. Dieser nimmt ihre Entschuldigung wohlwollend entgegen. Damit solche Fehler zukünftig vermieden werden, bittet er Sarah, einen Ablaufplan zur Bearbeitung der ein- und ausgehenden Post zu erstellen. Letzteres kommentiert Dr. Heine mit der Bemerkung: „Ich hoffe, dass dann alle Briefe auch richtig frankiert sind." Erstellen Sie für Sarah jeweils einen Ablaufplan zur Bearbeitung der eingehenden und der ausgehenden Post.

eingehende Post	ausgehende Post

2 Entscheiden Sie in den folgenden Fällen, welche Sendungsart Sie wählen. Setzen Sie gleichzeitig die Kosten für diese Sendungsart ein.

	Sendungsart/Portokosten
Frau Kirsten Bäumler wird die Privatliquidation zugeschickt.	€
Friedrich Hellkamp erhält von Herrn Dr. Heine ein persönliches Mahnschreiben zu der noch nicht bezahlten Liquidation, in dem ihm eine letzte Frist zur Zahlung eingeräumt wird. Ansonsten wird ein gerichtliches Mahnverfahren veranlasst.	€
Herr Dr. Heine kündigt seine Privathaftpflichtversicherung. Er möchte einen Nachweis darüber haben, dass er die Sendung termingerecht aufgegeben hat.	€
Die Putzfrau Maria Kalla ist des Öfteren ohne Grund nicht zum Dienst in der Praxis erschienen. Sie hat bereits mehrere Abmahnungen erhalten. Nach erneutem Fehlen sendet Dr. Heine ihr die Kündigung.	€
Frau Dr. May benötigt von Herrn Dr. Heine ein umfangreiches Gutachten (Gesamtgewicht 75 g) bis zum nächsten Tag.	€

	Sendungsart/Portokosten
Herr Dr. Heine sendet an den Tagungsveranstalter, für den er eine ärztliche Fortbildung übernimmt, den Vorschlag für eine Tagungsmappe (Format DIN A4 – Gesamtgewicht 150 g).	.... €
Frau Melanie Hellenkamp bemängelt bei ihrer Telefongesellschaft die Abrechnung. Sie möchte sicher sein, dass diese ihr Schreiben auch entgegengenommen hat.	.... €

3 Welche der folgenden Sendungen darf Sarah, obwohl sie eine Postvollmacht von Dr. Heine hat, **nicht** entgegennehmen.

- ☐ Maxibrief
- ☐ Einschreiben
- ☐ Päckchen
- ☐ Einschreiben eigenhändig
- ☐ Expressbrief

4 Die Praxis von Herrn Dr. Heine erhält auch per E-Mail eine Vielzahl von Werbesendungen. Auch auf ihrem Computer zu Hause gehen bei Sarah eine Vielzahl von Werbesendungen (Spam) ein. In der Praxis wird überlegt, wie man die Vielzahl von Werbeschreiben reduzieren kann. Hierzu findet Sarah folgenden Aufsatz im Internet:

Schluss mit Werbung: Tricks gegen Spam-Mails

Spam-Mails verursachen oft eine wahre Werbeflut im Posteingang: Wir zeigen Ihnen, wie Sie Ihr E-Mail-Postfach mit simplen Tricks vor nervigen Spam-Mails schützen.

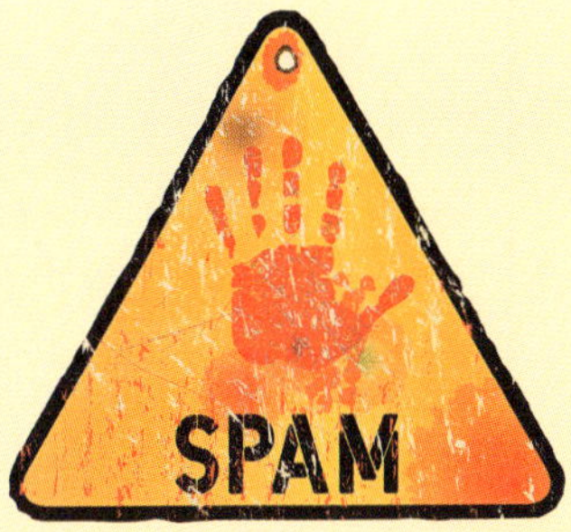

Bei mehr als 90 Prozent des gesamten E-Mail-Aufkommens handelt es sich um unerwünschte Nachrichten, also um Spam. Das meiste sind harmlose Textnachrichten, aber manchmal sind auch Anhänge mit gefährlichen Inhalten dabei.

Gegen Spam hilft vor allem eine generelle Verhaltensregel: Verwenden Sie für den Nachrichtenaustausch mit Freunden und Geschäftspartnern eine eigene E-Mail-Adresse, die nur wenigen Menschen bekannt ist. Für alle anderen Zwecke legen Sie sich eine extra E-Mail-Adresse an. So halten Sie Ihr privates Postfach weitestgehend frei von unerwünschten Mails.

E-Mail-Filter verwenden: Wenn trotzdem noch Spam-E-Mails ankommen, hilft nur ein Spam-Filter („Junk-Filter"). Die meisten E-Mail-Programme bieten diese Funktion.

Quelle: http://www.pcwelt.de/tipps/Internet-Nervereien-Werbe-Mails-verhindern-3505684.html, abgerufen am 19.6.2014

a) Was ist zu tun, wenn Sie eine E-Mail eines Ihnen unbekannten Absenders mit einem Anhang erhalten?

....

b) Welche grundlegende Verhaltensregel sollten Sie übernehmen, um die Zahl der Werbe-E-Mails zu reduzieren?

....

....

c) Neben dem E-Mail-Programm selbst verfügen die meisten Virenschutz-Programme über einen Spam-Filter. Prüfen Sie auf Ihrem Computer, ob ein entsprechender Spam-Schutz eingerichtet ist.

5 Sarah wundert sich, warum in der Praxis von Herrn Dr. Heine Patientengutachten und -berichte an andere Ärzte, Krankenhäuser oder sonstige Einrichtungen des Gesundheitswesens noch per Brief versandt werden. Sie erhält zur Antwort, dass Herrn Dr. Heine der E-Mail-Versand so vertrauensvoller Daten zu unsicher sei.

a) Lesen Sie zu der Sicherheit von E-Mails den Aufsatz „E-Mail – So sicher wie eine Postkarte?" *(http://www.website-go.com/artikel/email-postkarte.php, abgerufen am 19.6.2014).*
Reicht die dort angesprochene Sicherheit für E-Mails mit vertraulichen Daten in der Praxis aus? Schreiben Sie kurz Ihre Meinung auf.

....

b) Um eine sichere Kommunikation per E-Mail von Arzt zu Arzt und zu anderen Anbietern im Gesundheitssystem sicherzustellen, haben die Ärztekammern externe Anbieter zur Entwicklung sicherer Verschlüsselungsprogramme beauftragt. Eine möglichst sichere Übertragung unter Einbeziehung des digitalen Arztausweises wurde von einem großen Anbieter im Bereich der Telekommunikation in Zusammenarbeit mit der Landesärztekammer Hessen entwickelt. Demnach läuft die Übertragung folgendermaßen ab:

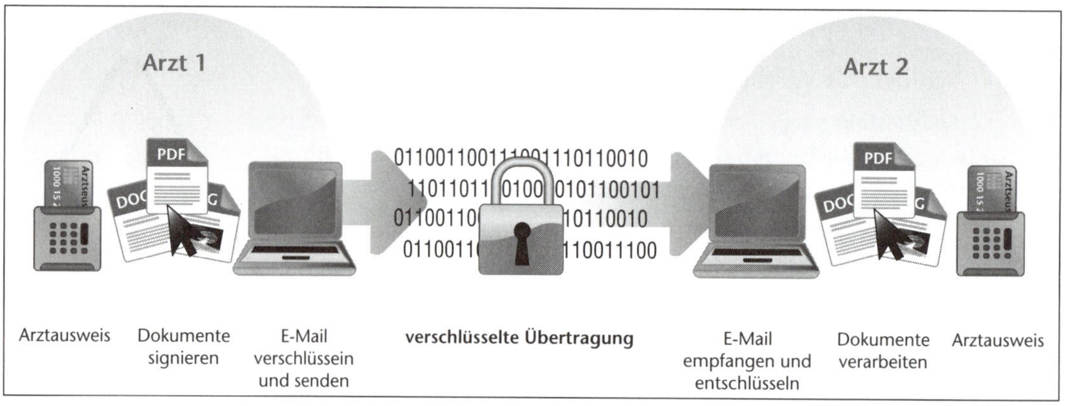

Welche Probleme ergeben sich bei einer verschlüsselten E-Mail-Übertragung von Arzt zu Arzt?

....

....

....

6 Da die Praxis von Herrn Dr. Heine schon mal Pakete zu versenden hat, informiert sich Sarah bei dem Paketversender DHL über das Produktangebot.

a) Suchen Sie die Seite der DHL mit den Produktinformationen zum Paket auf unter: http://www.dhl.de/de/paket/pakete-versenden/deutschlandweit-versenden/paket.html Bei der Preisübersicht wird unterschieden zwischen Filial-Preis und Online-Preis der Pakete. Was macht diesen Unterschied aus?

....

....

b) Welche Kosten werden bei Verlust eines Paketes erstattet?

....

c) Was bietet die heute von allen Paketversendern angebotene Möglichkeit der Sendungsverfolgung?

Zusammenfassende Aufgaben zu Kapitel 6

Eine zusammenfassende Darstellung der Briefdienste soll anhand einer Mindmap erfolgen.

a) Da viele das Instrument Mindmap noch nicht kennen, lesen Sie bitte die folgenden Informationen:

Mindmaps beginnen mit dem zu bearbeitenden, zentralen Thema in der Mitte des Blattes. Es wird möglichst genau formuliert und/oder als Bild dargestellt. Nach außen ragen verschiedene Hauptäste (Hauptkapitel) mit weiteren Unterästen (Unterkapitel), die die dazugehörenden Informationen ranggerecht darstellen. Auf den Ästen steht immer nur ein Schlüsselwort. Bei der Erstellung können Farben und Bilder benutzt werden, um der kreativen Arbeitsweise des Gehirns gerecht zu werden und um die Mindmap schneller lesen und überblicken zu können.

Formal gesehen bestehen Mind Maps aus beschrifteten Baumdiagrammen. Zusätzliche Anmerkungen erläutern Inhalte und Prozesse. Zusammenhänge werden durch gegenseitige Verknüpfungen dargestellt. [...]

Im Gegensatz zum Brainstorming, bei dem eine Reihe von unsortierten Begriffen produziert und anschließend mit der Pinnwandmoderation sortiert werden, wird beim Mind Mapping von Beginn an eine vernetzte Struktur erzeugt. Eine Mind Map eignet sich auch zur Dokumentation für das Ergebnis eines Brainstormings, also die sortierte Fassung. [...]

Eignung von Mindmaps [...]

- Ideensammlung und Brainstorming [...]
- Sachtexte strukturieren [...]
- Vortrag entwerfen [...]
- Protokoll [...]
- Planung und Organisation [...]
- Lernen, Prüfungsvorbereitung [...]

Quelle: http://de.wikipedia.org/wiki/Mindmap#Methode, abgerufen am 12.10.2011, herausgegeben von: Wikimedia Foundation Inc., San Francisco, CA, USA

b) Ergänzen Sie nun eigenständig die folgende Mindmap zu den Briefdiensten.

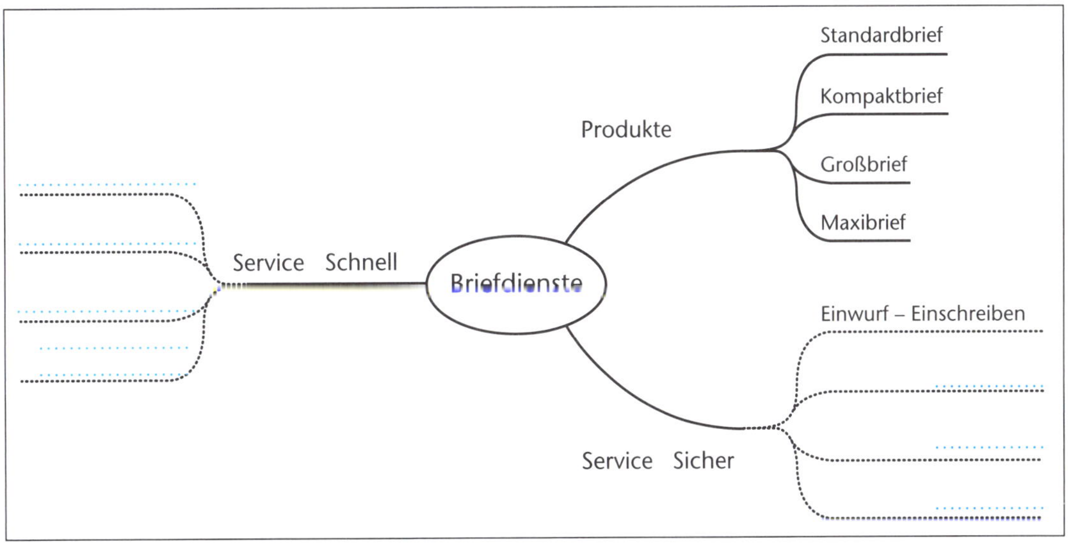

c) Erstellen Sie eine weitere Mindmap zur E-Mail mit den Hauptzweigen „Aufbau“, „Sicherheit“, „Vorteile“ und „Nachteile“.

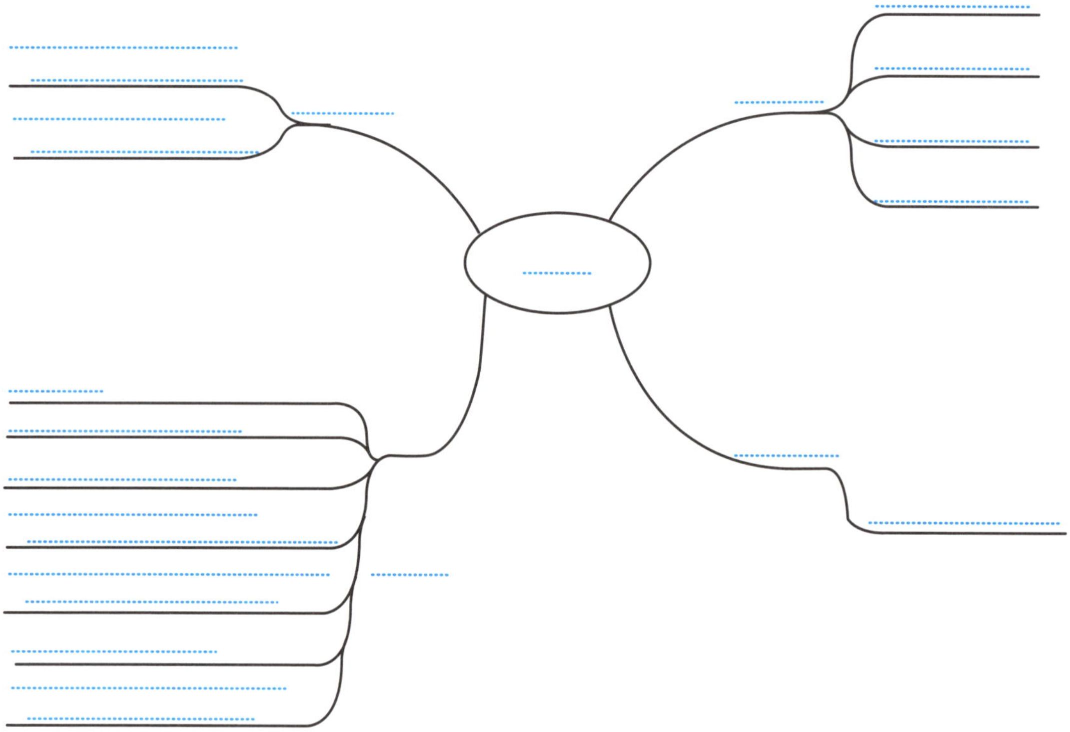

7 Ordnungsgemäße Schriftgutablage

1 Ein reibungsloser Ablauf im Verwaltungsbereich einer Arztpraxis setzt u.a. eine durchdachte Organisation der Schriftgutablage voraus. Entscheiden Sie in den folgenden Situationen, welches Ordnungssystem wohl am besten geeignet ist, um das entsprechende Schriftgut schnell zu finden.

Schriftgut	Ordnungssystem
Personalakten der Praxismitarbeiter/-innen	
Eingangsrechnungen	
Liquidationen	
Patientenkartei	

Schriftgut	Ordnungssystem
in der Praxis erstellte Gutachten	....
Gehaltskonten der Praxismitarbeiter/-innen	....
Röntgenbilder	....
Fremdgutachten	....
Verzeichnis der Anlagegüter einer Praxis	....

2 Für die Schriftgutablage in der Arztpraxis bieten sich folgende Systeme an:

- stehende Ablage,
- Hängeregistratur (hängende Ablage),
- Pendelregistratur (hängende Ablage).

Setzen Sie in der folgenden Tabelle eine kurze Erläuterung zu dem jeweiligen Ablagesystem ein, und beschreiben Sie jeweils kurz die Vor- und Nachteile des jeweiligen Systems.

Ablagesystem	Begriff	Vorteile/Nachteile
Stehende Ablage	....	Vorteile: .... Nachteile: ....

Ablagesystem	Begriff	Vorteile/Nachteile
Hängende Ablage – Hängeregistratur	....	Vorteile: .... Nachteile: ....
Hängende Ablage – Pendelregistratur	....	Vorteile: .... Nachteile: ....

Zusammenfassende Aufgabe zu Kapitel 7

Erstellen Sie eine Gliederung zum Thema: „Schriftgutablage – Ordnungssysteme und Ablagetechnik“

....

Lernfeld 12: Berufliche Perspektiven entwickeln

1 Arbeitszeugnis und Arbeitsvertrag – Abschluss der Ausbildung und Beginn der beruflichen Tätigkeit als Medizinische Fachangestellte

1 Nach Abschluss einer Berufsausbildung hat ein Arbeitnehmer Anspruch auf ein Arbeitszeugnis. Dies ist in § 16 des Berufsbildungsgesetzes (BBiG) geregelt. Ebenso schreibt das Bürgerliche Gesetzbuch (BGB) im § 630 die Pflicht zur Zeugniserteilung vor. In beiden Paragrafen werden die Punkte aufgeführt, die auf jeden Fall in einem Arbeitszeugnis enthalten sein müssen.

a) Lesen Sie insbesondere den § 16 Absatz 2 des BBiG. Welche Angaben muss demnach ein Zeugnis mindestens enthalten?

(1) ....

(2) ....

(3) ....

(4) ....

(5) ....

b) Nach § 630 BGB unterscheidet man zwei Arten von Zeugnissen. Der nachfolgende Text enthält eine Beschreibung dieser Zeugnisarten. Ergänzen Sie die Lücken im Text mit den richtigen Begriffen. Wählen Sie hierzu aus den unter dem Text angegebenen Begriffen die richtigen aus.

> Entweder enthält ein Arbeitszeugnis nur Angaben über die Art des Dienstverhältnisses und dessen Dauer, dann spricht man von einem • .... Zeugnis, oder es erfolgt zusätzlich eine Beurteilung über die Führung, die Leistung und besondere fachliche Fähigkeiten des Auszubildenden. In diesem Fall spricht man von einem • .... Zeugnis.

Standardisierten • ausreichenden • einfachen • ausführlichen • qualifizierten • sehr ausführlichen

2 Wird Ihr Arbeitszeugnis Ihren Leistungen wirklich gerecht oder enthält es versteckte negative Aussagen? Ist es glaubwürdig oder ein übertriebenes „Gefälligkeitszeugnis"? Ein Arbeitgeber darf bei der Zeugnisschreibung nicht die Absicht haben, einem ausscheidenden Mitarbeiter zu schaden. Die Verpflichtung, ein Zeugnis wohlwollend abzufassen, beinhaltet aber nicht, dass Aussagen über Führung und Leistung geradezu schönfärberisch sein müssen. Eine Abstufung der Leistungen zeigt das folgende Beispiel:

Note 1: „Sie hatte stets eine ausgezeichnete Leistungsmotivation."
Note 2: „Sie hatte stets eine hohe Leistungsmotivation."
Note 3: „Sie hatte eine gute Arbeitsmotivation."
Note 4: „Sie zeigte auch Motivation und Initiative."

Eine Analyse des eigenen Zeugnisses ist daher unbedingt erforderlich. Beurteilen Sie folgende Sätze und erläutern Sie mit eigenen Worten, wie diese von dem neuen Arbeitgeber interpretiert werden könnten. Versuchen Sie weiterhin den Aussagen eine Note zuzuordnen.

Frau B. hat nach Kräften versucht, die Leistungen zu erbringen, die an diesem Arbeitsplatz erforderlich waren.	....
Frau S. wurde von ihren Kolleginnen sehr geschätzt, da sie sich sehr kommunikativ zeigte.	....
Frau H. hat unseren Erwartungen in jeder Hinsicht und in bester Weise entsprochen.	....
Herr V. war stets bemüht, die ihm aufgetragenen Arbeiten zu unserer Zufriedenheit zu erledigen.	....
Frau L. zeigte sich, insbesondere in Zeiten hoher Belastung, als sensible Mitarbeiterin.	....

3 Prüfen Sie die folgenden Aussagen zum Arbeitszeugnis. Kreuzen Sie die zutreffenden Aussagen an.

- ☐ Ein Arbeitszeugnis darf die zukünftigen Chancen des Arbeitgebers nicht beeinträchtigen. Daher sollte es der Arbeitgeber wohlwollend abfassen.
- ☐ Im Arbeitszeugnis dürfen Angaben zu arbeitsbezogenen Tatsachen, zum äußeren Erscheinungsbild, wenn dies im Beruf wichtig ist, und zu charakterlichen Eigenschaften, wie Höflichkeit und Freundlichkeit, gemacht werden.
- ☐ Aussagen, die negativ gewertet werden können, dürfen in keinem Fall in einem Arbeitszeugnis stehen.
- ☐ Der Arbeitgeber muss beim Abfassen des Arbeitszeugnisses im Blick haben, wie ein neuer Arbeitgeber dieses Zeugnis einschätzt.
- ☐ Arbeitszeugnisse dürfen mit verschlüsselten Formulierungen abgefasst werden, die den Arbeitnehmer in einer Weise charakterisieren, die der eigentlichen Aussage nicht entnommen werden kann.

- [ ] Auch wenn aus der Sicht des Arbeitnehmers ein Zeugnis nicht korrekt seinen Leistungen entspricht, muss er sich mit dem Arbeitszeugnis zufriedengeben.

4 Stellen Sie sich vor, in Ihrem Arbeitszeugnis würden sich, völlig zu Unrecht, Formulierungen finden, die ein neuer Arbeitgeber als sehr schlecht einschätzen würde. Sie fühlen sich somit ungerecht beurteilt. Was könnten Sie in diesem Fall unternehmen?

....

....

5 Prüfen Sie die folgenden Aussagen zum Arbeitsvertrag von Medizinischen Fachangestellten. Kreuzen Sie die zutreffenden Aussagen an.

- [ ] Die Rechts- und Geschäftsbeziehungen zwischen Arbeitnehmer und Arbeitgeber werden durch einen Arbeitsvertrag geregelt.
- [ ] Wird der Arbeitsvertrag für eine bestimmte Zeit, z. B. für eine Schwangerschaftsvertretung, abgeschlossen, spricht man von einem Terminarbeitsvertrag. An einem vereinbarten Termin endet der Arbeitsvertrag automatisch.
- [ ] Üblicherweise werden Arbeitsverträge auf unbestimmte Zeit geschlossen, sie sind somit unbefristet.
- [ ] Unbefristete Arbeitsverträge können dann nur durch übereinstimmende Willenserklärungen von Arbeitnehmer und Arbeitgeber aufgelöst werden. Sie treffen eine Vereinbarung zur Auflösung des Vertrages.
- [ ] Bei Arbeitsverträgen gilt das Prinzip der Vertragsfreiheit, d. h., Arbeitgeber und Arbeitnehmer können den Inhalt des Arbeitsvertrages völlig frei bestimmen.
- [ ] Bei Arbeitsverträgen gelten u. a. gesetzliche Regelungen und die Regelungen des Tarifrechts, wenn dies im Arbeitsvertrag vereinbart wurde.

6 Julia hat ihre Prüfung zur MFA erfolgreich abgeschlossen. Leider kann sie von ihrer Ausbildungspraxis nicht übernommen werden, da diese schon sehr gut aufgestellt ist. Nach einem intensiven Bewerbungsverfahren hat Julia nun ein unbefristetes Arbeitsverhältnis vom Inhaber einer internistischen Praxis erhalten. Sie befindet sich in der dritten Arbeitswoche. Leider ist es bisher aus Zeitgründen noch nicht zu einer Vertragsunterzeichnung gekommen. Julia macht sich nun Gedanken, ob und, wenn ja, welche Nachteile für sie entstehen könnten, da sie noch keinen schriftlichen Vertrag hat. Aus welchen Gründen sollte es doch noch zu der Unterzeichnung eines schriftlichen Arbeitsvertrages kommen?

....

....

....

....

....

....

....

....

....

7 Sowohl der Arzt als auch die Medizinische Fachangestellte verpflichten sich mit Abschluss eines Arbeitsvertrags, Rechte und Pflichten zu beachten. Beschreiben Sie anhand von Beispielen die genannten Pflichten einer Medizinischen Fachangestellten. Verwenden Sie hierbei die unten angegebenen Schlüsselwörter.

Dienstleistungspflicht: ....

....

....

....

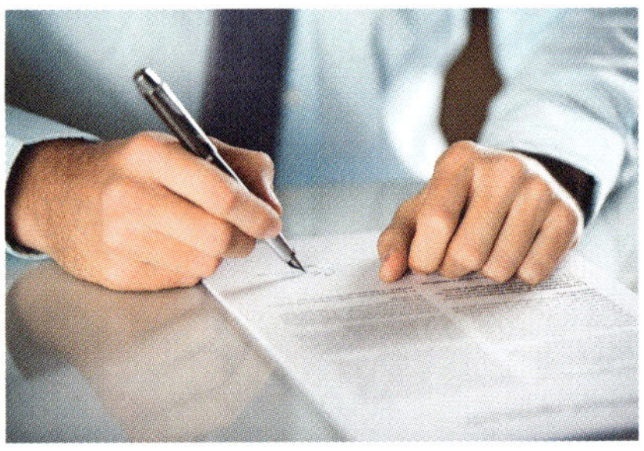

Sorgfaltspflicht: ....

....

....

....

....

Pflicht zur Sauberkeit und Hygiene: ....

....

Schweigepflicht: ....

....

....

*• **keinen Missbrauch mit den Arbeitsmaterialien zu betreiben • auch nach Beendigung des Arbeitsverhältnisses • Sterilisation • festgelegte Arbeitszeiten einhalten • § 203 StGB • Desinfektion • gegenüber allen Außenstehenden • auf Sauberkeit und Hygiene achten • sorgfältig mit den Arbeitsmaterialien umgehen • Arbeitsmaterialien und Praxiseinrichtung nur zu den übertragenen Arbeiten verwenden***

8 Die Schweigepflicht spielt eine herausragende Rolle in der täglichen Arbeit einer Medizinischen Fachangestellten. Wem gegenüber gilt die Schweigepflicht **nicht**? Kreuzen Sie zutreffendes an.

- ☐ dem Ehepartner des Patienten
- ☐ nahen Familienangehörigen des Patienten
- ☐ dem Arbeitgeber des Patienten
- ☐ der Putzfrau der Praxis
- ☐ der Arztehefrau, die nicht in der Praxis arbeitet
- ☐ einem mitbehandelnden Facharzt
- ☐ einer Kollegin, die aushilfsweise in der Praxis arbeitet
- ☐ der Fachlehrerin in der Berufsschule

9 Prüfen Sie in den folgenden Fällen, ob es sich um Bestimmungen des
Manteltarifvertrages = **1** oder des
Gehalttarifvertrages = **2**
handelt.
Setzen Sie die entsprechende Ziffer ein.

Regelungen zur Probezeit	....
Festlegung von Tätigkeitsgruppen	....
Regelungen zur Arbeitszeit, Überstunden, Samstags-, Sonntags-, Feiertags- und Nachtarbeit.	....
Regelungen zur Höhe der Zuschläge für Überstunden, Samstags-, Sonntags-, Feiertags- und Nachtarbeit	....
Regelungen zur betrieblichen Altersversorgung	....

Stufen der Entlohnung innerhalb der Tätigkeitsgruppen ....
Regelungen zur Länge des Urlaubs. ....

Zusammenfassende Übungsaufgabe zu Kapitel 1

a) Lesen Sie den folgenden Artikel zum Arbeitszeugnis.

Was in einem guten Arbeitszeugnis steht

Grundsätzlich sollte man sich für [...] jede (längere) Beschäftigung ein Arbeitszeugnis geben lassen. Denn fast jede Arbeitgeber wird nach solchen Zeugnissen fragen, wenn im Lebenslauf Berufserfahrung angegeben wird.

Das eine oder andere Zeugnis von kürzeren Beschäftigungen kann man weglassen (am besten gar nicht im Lebenslauf aufführen), wenn es nichtssagend oder unvorteilhaft ist. Bei längeren Beschäftigungen wird es aber peinlich, wenn man keines vorweisen kann. Es liegt dann der Verdacht nahe, dass das Zeugnis ungünstig ausgefallen war.

....

Als Arbeitnehmer hat man einen Rechtsanspruch auf ein Arbeitszeugnis (und zwar ab dem Zeitpunkt der Kündigung, damit man es bei folgenden Bewerbungsgesprächen nutzen kann!) [...].

Das Zeugnis muss von einem dazu Berechtigten unterschrieben sein (i. A. der direkte Vorgesetzte). Grundsätzlich ist ein qualifiziertes Zeugnis zu bevorzugen, gerade bei längerer Beschäftigung.

....

Trotz der Regelung [...], dass ein Zeugnis „klar und verständlich" sein müsse, ist das so eine Sache mit den Formulierungen. Die folgenden Anmerkungen sollen Licht ins Dunkel der oberflächlich schön klingenden Formulierungen bringen und ihre wahre Bedeutung aufdecken. Nur so kann man erkennen, ob ein Arbeitszeugnis wirklich angemessen ist.

Ein Arbeitszeugnis beginnt üblicherweise mit einer Stellenbeschreibung und enthält die Dauer des Arbeitsverhältnisses, die Aufgaben des Arbeitnehmers und seinen Verantwortungsbereich. Im Anschluss an diese Beschreibung wird näher auf die Leistungen und Kenntnisse eingegangen.

....

Noten wie in der Schule gibt es in einem Arbeitszeugnis grundsätzlich nicht. Es gibt aber Formulierungen, die man fast wie eine Note (zumindest von Teilaspekten) lesen kann.

Interessanterweise haben sich in der „Zeugnis-Sprache" sogar grammatikalisch falsche Formen wie „vollste Zufriedenheit" eingebürgert. [...] natürlich muss das ganze Zeugnis stimmig sein, damit am Ende wirklich von einer entsprechenden Note die Rede sein kann.

....

Das Bundesarbeitsgericht hat zwar [...] entschieden, dass es keinen Rechtsanspruch auf eine sogenannte Schlussfloskel gibt. Das BAG war der Ansicht, das Fehlen stelle keine Bewertung dar.

In der Fachliteratur wird aber davor gewarnt, auf eine Schlussformel zu verzichten. Ein sehr guter Abschluss wäre: „Frau Y verlässt X auf eigenen Wunsch. Wir bedauern ihr Ausscheiden sehr und danken ihr für die stets gute Zusammenarbeit."

Eine Formulierung wie „Wir haben uns im gegenseitigen Einvernehmen getrennt", ist dagegen eher schlecht, sie wird oft so ausgelegt, dass der Arbeitnehmer seiner drohenden Kündigung nur kurz zuvorgekommen ist.

Auch wenn der zweite Satz „Wir wünschen ihm für die Zukunft viel Erfolg", lauten würde, wäre das bedenklich. Es kann als „Bei uns hatte er keinen Erfolg, vielleicht ja in der Zukunft", gelesen werden. Gut wäre stattdessen: „Wir wünschen ihm weiterhin viel Erfolg".

Quelle: http://www.studis-online.de/Karriere/arbeitszeugnis.php, abgerufen am 19.6.2014

a) Erstellen Sie zu den einzelnen Absätzen die passenden Überschriften

....

....

....

....

b) Lesen Sie den folgenden Artikel zum Arbeitsvertrag.

ARBEITSRECHT

Der Arbeitsvertrag ist ein gegenseitiger Vertrag, durch den sich der Arbeitnehmer zur Leistung der versprochenen Arbeit und der Arbeitgeber zur Gewährung des vereinbarten Arbeitsentgelts (Arbeitslohn) verpflichtet.

....

Für den Abschluss des Arbeitsvertrags gilt grundsätzlich das Prinzip der Vertragsfreiheit. Dies beinhaltet die Freiheit zu entscheiden, ob, mit wem, mit welchem Inhalt und in welcher Form der Vertrag geschlossen werden soll.

Der Arbeitsvertrag kann grundsätzlich formlos abgeschlossen werden. Seit Inkrafttreten des Nachweisgesetzes hat aber der Arbeitnehmer einen Anspruch auf schriftliche Dokumentation der für ihn geltenden wesentlichen Arbeitsbedingungen. Ein Formzwang kann aber zum Beispiel durch … einen Tarifvertrag festgelegt werden.

Aus dem Arbeitsvertrag lassen sich u. a. folgende Pflichten herleiten:

1. Pflicht des Arbeitnehmers zur Erbringung der Arbeitsleistung. Diese Pflicht ist im Zweifel höchstpersönlich zu erbringen. Außerdem hat der Arbeitnehmer seine Arbeitsleistung grundsätzlich in Vorleistung zu erbringen. Die Arbeitsleistung des Arbeitnehmers ist vom Arbeitgeber einklagbar.
2. Den Arbeitnehmer können weiterhin Nebenpflichten aus dem Arbeitsvertrag treffen, zum Beispiel Treuepflichten, Verschwiegenheitspflichten, […]
3. Der Arbeitgeber verpflichtet sich, den Arbeitslohn des Arbeitnehmers zu vergüten.
4. Zu den Nebenpflichten des Arbeitgebers zählen u. a. die allgemeine Fürsorgepflicht, die Beschäftigungspflicht und die Pflicht zum Schutz von Leben und Gesundheit des Arbeitnehmers.

Quelle: http://www.rechtswoerterbuch.de/recht/a/arbeitsvertrag/, abgerufen am 19.6.2014

c) Unterstreichen Sie im Text die wichtigsten Aussagen zum Arbeitsvertrag.

d) Erstellen Sie eine Gliederung zu diesem Text.

(1) ....

(2) ....

(3) ....

(4) ....

2 Bewerbung – ein neuer Berufsabschnitt am Ende der Ausbildung

1 Sicherlich werden Sie im Laufe Ihres Berufslebens mindestens einmal Ihren Arbeitsplatz wechseln, auch wenn Sie direkt nach der Ausbildung übernommen werden. Sollten Sie eine neue Stelle suchen, ist es sicherlich ratsam, neben der aufmerksamen Kenntnisnahme der ausgeschriebenen Stellen eine Initiativbewerbung zu schreiben.

Erklären Sie kurz mit eigenen Worten, was darunter zu verstehen ist.

2 Um sich von Mitbewerbern positiv abzuheben, muss man unbedingt Wert auf eine sorgfältig gestaltete Bewerbungsmappe legen. Stellen Sie gegenüber, welche Vor- bzw. Nachteile Sie in dem unten aufgeführten Beispiel sehen.

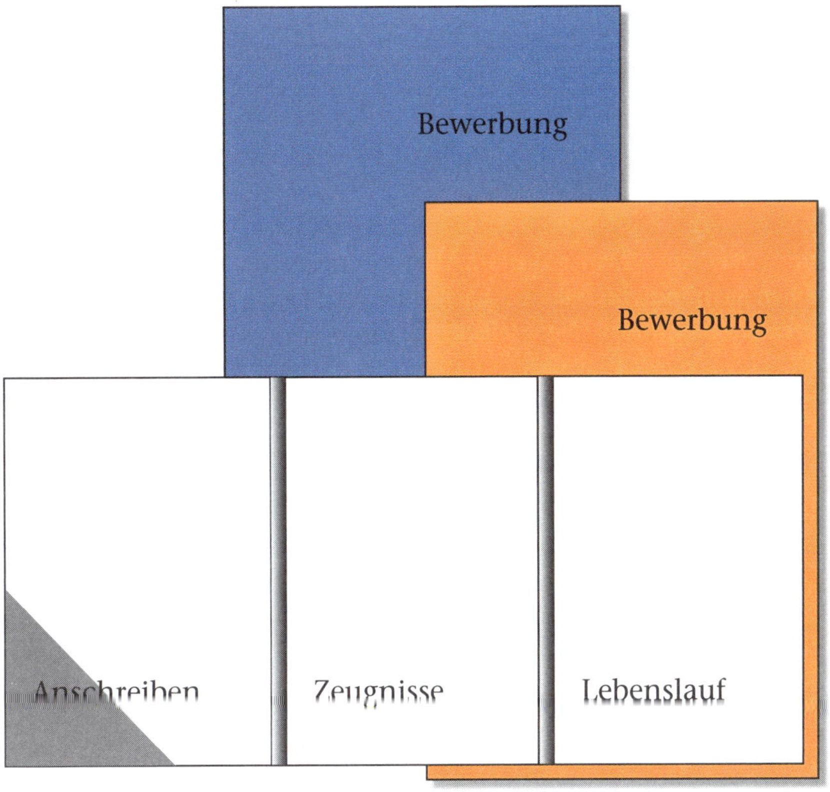

Vorteile	Nachteile

3 Warum ist es besonders wichtig, dass sich Ihre Bewerbungsmappe von denen der Mitbewerber/-innen schon auf den ersten Blick positiv abhebt? Nennen Sie hierfür mindestens drei Gründe.

(1)

(2)

(3)

4 Sehen Sie sich die Bewerbung von Constanze Zimmer in Ihrem Lehrbuch auf den Seiten 340 ff. genau an. Suchen Sie mindestens sieben Aspekte heraus, die Sie für besonders gelungen halten. Natürlich dürfen Sie auch Kritik üben, falls Ihnen etwas negativ auffällt.

(1)

(2)

(3) ....

....

....

(4) ....

....

....

(5) ....

....

....

(6) ....

....

....

(7) ....

....

....

Kritikpunkte:

- ....
  ....
  ....
  ....
- ....
  ....
- ....
  ....

5 Stellen Sie sich folgende Situation vor: Sie werden von Ihrem Ausbildungsbetrieb nicht übernommen und müssen nun zahlreiche Bewerbungen schreiben. Darauf sind Sie gut vorbereitet, denn Sie haben Ihre Unterlagen alle kopiert, den Lebenslauf auf den aktuellen Stand gebracht und ausreichend Bewerbungsmappen und Briefmarken besorgt. In einer ruhigen Stunde haben Sie sogar die Mappen schon mit den Zeugnissen und dem Lebenslauf bestückt, sodass Sie nur noch das individuelle Anschreiben einfügen müssen.

Ihre Bemühungen scheinen auch von Erfolg gekrönt. Die ersten Rückmeldungen sind bei Ihnen unter Ihrer Adresse (bitte entsprechend eintragen) etwa mit folgendem Wortlaut eingegangen:

Dr. med Heinrich Finke

Dr. med Heinrich Finke • Aktienstraße 128 • 45473 Mülheim

Frau

....

....

....

....

Telefon 0208 27224-0

Telefax 0208 27224-15

Datum: 20.06. ...

Bewerbung als Medizinische Fachangestellte

Sehr geehrte Frau ...,

vielen Dank für Ihre Bewerbung.

Ihre Bewerbung interessiert uns sehr. Wir würden Sie daher gerne näher kennenlernen. Bitte setzen Sie sich mit uns zwecks Terminvereinbarung in Verbindung.

Mit freundlichen Grüßen

Dr. med. H. Finke

Dr. med. H. Finke

a) Sie möchten sich natürlich auf das Gespräch gut vorbereiten. Welche Punkte gehören zu einer erfolgreichen Vorbereitung eines Vorstellungsgesprächs?

....

(1) ....

....

....

(2) ....

....

....

....

(3) ....

....

....

b) Fertigen Sie eine Checkliste an, in der Sie alle wichtigen Punkte notieren, die für die jeweiligen Vorstellungsgespräche wichtig sind. Ergänzen Sie hierzu die folgende Checkliste. Die Punkte in der Checkliste sind ein Vorschlag, Sie können diese um eigene Punkte ergänzen.

Checkliste für Vorstellungsgespräche

Informationen über die Arztpraxis:

....

....

....

....

....

....

Wer bin ich? Was kann ich? – Meine Stärken, eventuell auch meine Schwächen

....

....

....

....

....

....

....

....

....

....

....

....

....

....

....

....

....

....

....

Zusammenfassende Aufgabe zu Kapitel 2

Erstellen Sie für eine Bewerbungsmappe eine Übersicht, welche Unterlagen in der entsprechenden Reihenfolge in eine Bewerbungsmappe hineingehören.

Bewerbungsmappe

- ....
- ....
- ....
- ....

3 Private Alterssicherung und Vermögensbildung – eine sinnvolle Ergänzung zur gesetzlichen Altersvorsorge

1. Was ist der hauptsächliche Grund dafür, dass Sie, im Vergleich zur heutigen Rente, sehr wahrscheinlich nur eine geringere Rente beziehen werden?

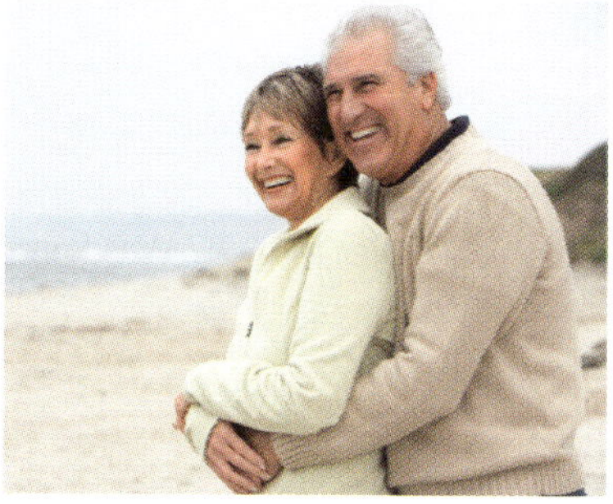

....

....

....

....

....

....

....

2. Sarah überlegt sich, wie sie zusätzlich noch für ihre Altersversorgung sparen kann. Zunächst ist sie froh, dass ihr Chef Dr. Heine entsprechend dem „Tarifvertrag zur betrieblichen Altersversorgung und Entgeltumwandlung" einen Beitrag zur betrieblichen Altersversorgung zahlt.

a) Laden Sie sich über das Internet diesen Tarifvertrag auf Ihren Computer (*http://www.bundesaerztekammer.de/downloads/BetrAV2011daeb.pdf*). Lesen Sie aufmerksam die Bestimmungen zum Arbeitgeberbeitrag zur betrieblichen Altersversorgung.

b) Melanie rät Sarah zu der Alternative b) (siehe § 2 des Tarifvertrages). Welchen Beitrag hat demnach Dr. Heine als Arbeitgeber zur betrieblichen Altersversorgung zu leisten?

....

....

c) Lesen Sie weiterhin die §§ 5 und 6. Demnach hat Sarah einen Anspruch auf Entgeltumwandlung. Was ist unter Entgeltumwandlung zu verstehen?

....

d) Sarah erhält nach der Ausbildung ein Bruttogehalt von 1 575,00 €.
Wie hoch ist dann nach den Bestimmungen des Tarifvertrages der maximal mögliche Beitrag zur Altersversorgung durch Entgeltumwandlung?

e) Sarah entscheidet sich für einen eigenen Beitrag durch Entgeltumwandlung in Höhe von 40,00 €.
Wie hoch ist in diesem Fall der Arbeitgeberzuschuss, den Dr. Heine zu leisten hat?

f) Wie erfolgt die Anlage der Beiträge zur Altersvorsorge der Medizinischen Fachangestellten?

3 Nicht alle Medizinischen Fachangestellten kommen in den Genuss der tarifvertraglichen Altersvorsorge, da eine Vielzahl von Arbeitsverträgen ohne tarifliche Bindung abgeschlossen wird.

a) Welche Art der Altersvorsorge bietet sich in diesem Fall an?

b) Warum ist diese Form der Altersvorsorge trotz aller Vorsicht, die man bei der Form der Anlage haben sollte, attraktiv?

c) Welche Anlageformen sind bei dieser Art der Alterssicherung möglich?

4 Julia, ledig, erhält als Medizinische Fachangestellte ein Gehalt von 1 660,00 €. Eine tarifliche Bindung des Arbeitsvertrages wurde nicht vereinbart. Da Julia für ihre Altersversorgung spart, hatte sie sich für eine Anlage entsprechend den Bedingungen der Riester-Rente entschieden. Berechnen Sie den staatlichen Zuschuss und ihre eigene monatliche Sparrate für diese Altersvorsorge. Berücksichtigen Sie dabei, dass Julia ein 13. Monatsgehalt erhält.

5 Die möglichen Anlageformen, um Vermögen für die Altersversorgung anzusparen, sind einem ständigen Wandel unterworfen. Man sollte sich daher über die wichtigsten Möglichkeiten eine Übersicht verschaffen. Im Falle einer geplanten Anlage ist erst nach eingehender Beratung auch von unabhängigen Beratungsstellen, z. B. von Verbraucherverbänden, eine Entscheidung zu treffen. Um eine erste Übersicht zu bekommen, erstellen Sie für die angegebenen Anlageformen eine kurze Angabe, in welcher Form Sparleistungen zu erbringen sind, wie Sie die Renditechancen einschätzen und welche Vor- bzw. Nachteile diese Anlagen für den Sparer haben.

Private Rentenversicherung:

Sparleistungen: ....

....

....

....

....

Renditechancen: ....

....

....

Vorteile: ....

....

....

Nachteile: ....

....

....

Fondsgebundene Lebensversicherung:

Sparleistungen: ....

....

....

....

Renditechancen: ....

....

....

Vorteile: ....

....

....

....

Nachteile: ....

....

....

....

Banksparplan:

Sparleistungen: ....

....

....

Renditechancen: ....

....

....

Vorteile: ....

....

....

....

Nachteile: ....

....

....

....

Immobilien (Haus oder Eigentumswohnung):

Sparleistungen: ....

....

....

Renditechancen: ....

....

Vorteile: ....

....

Nachteile: ....

....

....

....

....

....

....

....

4 Banken, die Ansprechpartner bei Geldanlagen

1 Alle Banken bieten verschiedene Arten von Girokonten an. Informieren Sie sich, welches Konto für welche Person das „richtige“ ist. Öffnen Sie die Internetseite eines Kreditinstitutes und schauen Sie sich die unterschiedlichen Angebote zu Girokonten an. So bietet die Sparkasse beispielsweise folgende Girokonten an:

Gute Basis für Ihre Geldgeschäfte

- **GiroStart**
  Für Schüler, Azubis und Wehr- und Bundesfreiwilligen-dienstleistende - kostenlos
- **Studentenkonto**
  Das Konto für Studenten - kostenlos und mit MasterCard Standard
- **GiroDirekt**
  Das kostengünstige Konto für Online-Banker
- **GiroPlus**
  Das Plus an Unabhängigkeit
- **GiroComfort**
  Alle Leistungen inklusive
- **GiroTop**
  Das Exklusivkonto für höchste Ansprüche

Quelle: https://www.sparkasse-essen.de/privatkunden/konten_karten/index.php? druckfunktion=1&activeThemenGruppe=2&n=%2Fprivatkunden%2Fkonten_karten%2F, abgerufen am 02.10.2014

Entscheiden Sie in den folgenden Fällen, welche Art des Girokontos wohl am besten geeignet ist.

Privatkunde	Art des Girokontos
Tina möchte zu Beginn ihrer Ausbildung ein eigenes Konto eröffnen.	
Amelie soll zu ihrem 14. Geburtstag ein eigenes Konto bekommen, damit sie, wann immer sie möchte, über ihr Geld verfügen kann.	
Paul wird gleich nach dem Abitur den Bundesfreiwilligendienst leisten. Nun wird es Zeit für ein eigenes Konto.	

Privatkunde	Art des Girokontos
Annika wechselt nach der Ausbildung die Bank. Sie eröffnet ein Konto, möchte aber aufgrund ihrer langen Arbeitszeiten auf jeden Fall Onlinebanking nutzen.	
Robert hat nach der Ausbildung eine sehr gut bezahlte Stelle gefunden. Am Monatsende bleibt immer noch Geld auf seinem Girokonto übrig.	
Jessica, erfahrene und gut verdienende Erstkraft in einer Praxis, möchte mit dem Girokonto gleichzeitig über eine Geldkarte, eine Kreditkarte und beispielsweise eine Reisekostenrücktrittsversicherung verfügen.	

2 Welche Form der Geldanlage liegt in den folgenden Fällen vor?

Privatkunde	Art der Geldanlage
Sandra spart einen gewissen Betrag, auf den sie jederzeit zugreifen kann, als „Notgroschen" für unerwartete Ausgaben.	
Stefanie versucht immer, eine Sparreserve von 1 500,00 € zu halten. Darüber hinaus werden laufend Einzahlungen und Abhebungen vorgenommen.	
Melanie stellt fest, dass am Monatsende, nach Abzug aller Ausgaben, ca. 100,00 € übrig bleiben. Sie möchte diesen Betrag regelmäßig sparen.	
Christina verdient ihr erstes eigenes Gehalt als Medizinische Fachangestellte. Nun möchte sie auch für die Zukunft planen und denkt dabei an eine kleine Eigentumswohnung. Ihr Chef zahlt ihr vermögenswirksame Leistungen in Höhe von 30,00 €.	
Lisa, die in der gleichen Praxis arbeitet, möchte ihre vermögenswirksamen Leistungen einfach nur sparen.	
Julia hat das Ziel, mit ihren vermögenswirksamen Leistungen einen möglichst hohen Ertrag zu erzielen. Dabei geht sie auch das Risiko ein, auch Verluste bei dieser Anlage in Kauf zu nehmen.	

3 Wann ist es sinnvoll, einen Spardauerauftrag einzurichten?

4 Melanie bekommt von Dr. Heine seit ihrer Anstellung vor einigen Jahren 30,00 € für vermögenswirksame Leistungen. Sarah, die demnächst ihre Ausbildung beendet, fragt Melanie, was man denn unter vermögenswirksamen Leistungen verstehe. Erklären Sie es ihr und schreiben Sie die wichtigsten Punkte und mögliche Anlageformen hier auf.

5 Anna möchte die von ihrem Chef gezahlten 30,00 € vermögenswirksame Leistungen auf einem längerfristigen Sparkonto mit festen monatlichen Einzahlungen anlegen. Sie wendet sich an ihr Kreditinstitut. Dort klärt man sie auf, dass diese Anlage für vermögenswirksame Leistungen für sie nicht sinnvoll ist, da sie bei dieser Anlage keinerlei staatliche Förderung erhält. Anna möchte das Geld aber auch nicht für die betriebliche Altersvorsorge nutzen, da sie hier schon über einen eigenen Vertrag entsprechend dem Tarifvertrag zur betrieblichen Altersversorgung und Entgeltumwandlung verfügt.

a) Welche Anlageformen kann das Kreditinstitut Anna in diesem Fall anbieten?

(1)

(2)

b) Wie hoch ist die Arbeitnehmersparzulage in Prozent bzw. der Maximalbetrag?

5 Banken, die Universalanbieter bei Krediten

1 Prüfen Sie die folgenden Aussagen. Kreuzen Sie die zutreffenden Aussagen an.

- [ ] Mit einem Kredit stellt ein Kreditinstitut einem Kreditnehmer Geld für eine unbestimmte Zeit zur Verfügung.
- [ ] Den Kreditbetrag und die vereinbarten Zinsen muss der Kreditnehmer entsprechend den Vereinbarungen im Kreditvertrag zurückzahlen. Die Banken dürfen neben den Zinsen keine weiteren Kosten berechnen.
- [ ] Einen Kredit erhält nur jemand, der auch kreditwürdig ist. Die Bank prüft üblicherweise die Kreditwürdigkeit. Dabei nimmt sie oft auch die Hilfe der SCHUFA (Schutzgemeinschaft für allgemeine Kreditsicherung) in Anspruch.
- [ ] Kredite werden nur gewährt, wenn der Kreditnehmer entsprechende Sicherheiten stellt.
- [ ] Ein Beispiel für eine persönliche Sicherung ist, dass ein kreditwürdiger Bürge zusätzlich zum Schuldner für die Rückzahlung des Kredites haftet.
- [ ] Eine typische sachbezogene Sicherung beim Autokauf auf Kredit ist, dass die Bank Besitzer des Autos bleibt, bis der Kredit für das Auto vollständig zurückgezahlt ist.

2 Erstellen Sie ein Flussdiagramm zum Ablauf, der von der **Anfrage** einer Person **nach einem Kredit bis zur Zusage und Auszahlung eines Kredites** stattfindet.

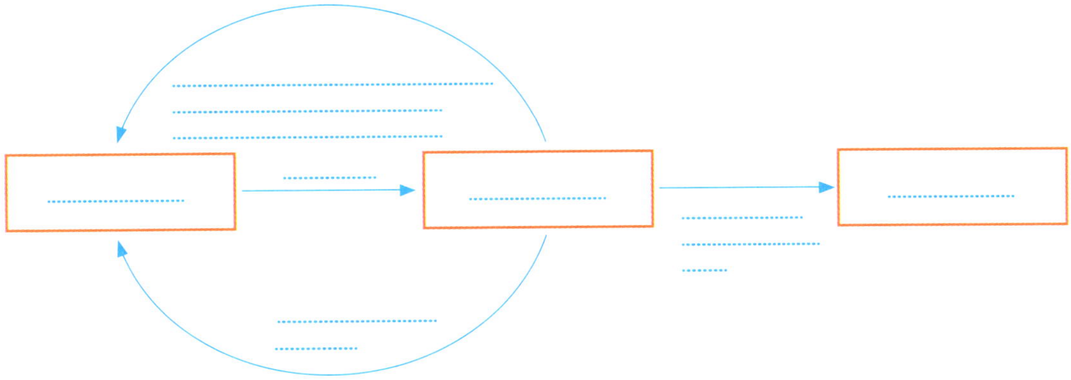

3 Ohne Kreditwürdigkeitsprüfung gibt es bei keinem Kreditinstitut einen Kredit. Es muss schon sicher sein, dass derjenige, der einen Kredit aufnimmt, auch in der Lage ist, die Raten und die Zinsen zu bezahlen. Zur Prüfung der Kreditwürdigkeit sind in einem Kreditantrag zu den persönlichen Einkommensverhältnissen entsprechende Angaben zu machen. Sehen Sie sich hierzu auch S. 360 Ihres Lehrbuchs an.

a) Welche vier Bereiche werden zur Kreditwürdigkeitsprüfung abgefragt?

b) Tragen Sie zu jedem Bereich zwei Beispiele ein.

(1) ....

Beispiele: ....

(2) ....

Beispiele: ....

(3) ....

Beispiele: ....

....

....

....

(4) ....

Beispiele: ....

....

....

4 Tina hat sich nach ihrer Ausbildung bei Dr. Kussner beworben, da sie von ihrer Praxis leider nicht übernommen worden ist. Nun hat sie die Probezeit erfolgreich bestanden und sogar eine kleine Gehaltserhöhung erhalten. Da die neue Praxis in einer ländlichen Region liegt, die sie mit öffentlichen Verkehrsmitteln schlecht erreichen kann, möchte sie sich nun ein Auto kaufen. Nachdem Tina sich ausführlich im Internet und bei ihrer Bank informiert hat, bespricht sie mit ihren Eltern, wie das Auto am besten finanziert werden könnte.

Folgende Möglichkeiten kommen in Betracht:

Direktfinanzierung beim Gebrauchtwagenhändler	
Anschaffungspreis	6000,00 €
Anzahlung	1000,00 €
Laufzeit des Kredits	36 Monate
Rate pro Monat	158,00 €
Effektiver Jahreszins	6,39 %
Konsumentenkredit bei einem Kreditinstitut	
Kreditsumme	5000,00 €
Laufzeit des Kredits	36 Monate
Rate pro Monat	151,72 €
Effektiver Jahreszins	5,99 %
Leasing	
Anschaffungspreis	6000,00 €
Restwert	2000,00 €
Laufzeit des Vertrags	36 Monate
Monatliche Leasingrate	131,03 €
Laufleistung pro Jahr	20000 km

a) Beschreiben Sie kurz, was man unter einem Konsumentenkredit versteht.

b) Was versteht man unter einer Finanzierung einer Anschaffung über Leasing?

Leasing:

c) Welche Vorteile hat es für einen niedergelassenen Arzt, wenn er beispielsweise ein teures Diagnosegerät mit Leasing finanziert?

(1) ....

....

(2) ....

....

(3) ....

....

5 Nadine stellt Tina die Frage, warum sie ihr Auto nicht über einen Dispositionskredit finanziert habe.

a) Erläutern Sie Nadine, warum weder ein Autokauf noch eine andere größere Anschaffung mit einem Dispositionskredit finanziert werden sollte. Als Argumentationshilfe ist hier der folgende Hinweis auf den Dispositionskredit einer Sparkasse abgebildet worden.

Dispositionskredit

Der Kredit für spontane Ausgaben.

- Sie können Ihr Konto problemlos innerhalb Ihres Kreditrahmens überziehen.
- Der in Anspruch genommene Betrag wird automatisch mit Ihren Geldeingängen verrechnet.
- Sie zahlen natürlich nur für den in Anspruch genommenen Betrag Zinsen.
- Den Zeitpunkt und die Höhe der Rückzahlung bestimmen Sie selbst.

Der aktuelle Zins: 12,25 %

....

....

....

b) Beschreiben Sie kurz die Kennzeichen eines Dispositionskredits.

(1) ....

....

(2) ....

....

(3) ....

....

(4) ....

....

6 Im Eingangsbeispiel des Lehrbuchs wird dargestellt, dass Sarahs Eltern im eigenen Haus wohnen. Auch wenn man für den Kauf eines eigenen Hauses oder einer Eigentumswohnung gut gespart hat, benötigen die meisten doch einen Kredit für die Finanzierung eines Teils des Kaufpreises. Prüfen Sie die folgenden Aussagen zur Finanzierung einer Immobilie. Kreuzen Sie die zutreffenden Aussagen an.

X

- ☐ Kredite zum Erwerb einer Immobilie sind in der Regel durch ein Grundpfandrecht gesichert, das ins Grundbuch eingetragen wird.
- ☐ Kredite zur Baufinanzierung sind immer nur persönlich gesichert, d. h., der Kreditnehmer muss mit seinem Einkommen und seinem Vermögen für die Kreditsumme haften.
- ☐ Bei den Grundpfandrechten unterscheidet man die Hypothek und die Grundschuld.
- ☐ Die Hypothek ist die im Grundbuch eingetragene Belastung einer Immobilie mit einer Geldsumme. Auch wenn sie zur Absicherung eines Immobilienkredites dient, steht sie nach dessen Abzahlung mit der vollen Summe im Grundbuch und kann zur Absicherung eines neuen Kredites dienen.
- ☐ Die Grundschuld ist in ihrer Höhe abhängig vom Immobilienkredit. Mit der Rückzahlung des Kredites sinkt auch die Summe der Grundschuld.
- ☐ Auch bei kleineren Krediten, z. B. für Reparaturen am eigenen Haus, verlangt die Bank immer eine dingliche Sicherung in Form einer Grundschuld oder Hypothek.

Zusammenfassende Aufgabe zu den Kapiteln 3, 4 und 5

„Wir bieten alle Finanzdienstleistungen unter einem Dach!“. Dies ist eine Werbung, die mittlerweile auf alle deutschen Geldinstitute, aber auch mehr und mehr auf die Versicherungen und Bausparkassen zutrifft. Von der Kontoführung bis zur Vermögensbildung kann man alles aus einer Hand bekommen. Damit Sie die Übersicht über alle Finanzdienstleistungen behalten, erstellen Sie eine Gliederung unter Beachtung der folgenden Oberpunkte. Dabei ist auch auf das Lernfeld 6 mit dem Kapitel „Zahlungsverkehr“ zurückzugreifen.

Finanzdienstleistungen

- Kontoverwaltung und Zahlungsverkehr
- Möglichkeiten der Geldanlage
- Vermögensbildung zur Absicherung im Alter
- Kredite
- Kontenverwaltung und Zahlungsverkehr

Kontenarten:
Girokonten, Sparkonten, sonstige Anlagekonten

Abwicklung des Zahlungsverkehrs:

....

....

- Möglichkeiten der Geldanlage

....

....

- Vermögensbildung zur Absicherung im Alter

....

....

- Kredite

....

Bildquellenverzeichnis

Fotolia Deutschland GmbH, Berlin: S 22.1 (Amir Kaljikovic); 72.1 (Andreas Keudel/ISO K° – photography); 170.1 (artivista); 158.1 (contrastwerkstatt); 34.1 (detailblick); 12.1 (Erwin Wodicka); 200.1 (Halfpoint); 32.1 hartphotography); 19.1 (lev dolgachov); 110.1 (Mihalis A.); 208.1 (Monkey Business); 60.1 (Oliver Boehmer/bluedesign®); 159.1 159.2 (Oliver Hoffmann); 54.1 (Peter Atkins); 117.1 (reeel); 88.1 (Robert Kneschke); 191.1 (Thomas Bethge)

MEV Verlag GmbH, Augsburg: S. 22.2

Berufsgenossenschaft für Gesundheitsdienst und Wohlfahrtspflege (BGW), Hamburg: S. 55.1

Deutsche Postbank AG: S. 165.1

dpa Infografik GmbH, Frankfurt/Main: S. 57.1